职业院校一体化创新教材

基础护理技术

主编◎白　洁

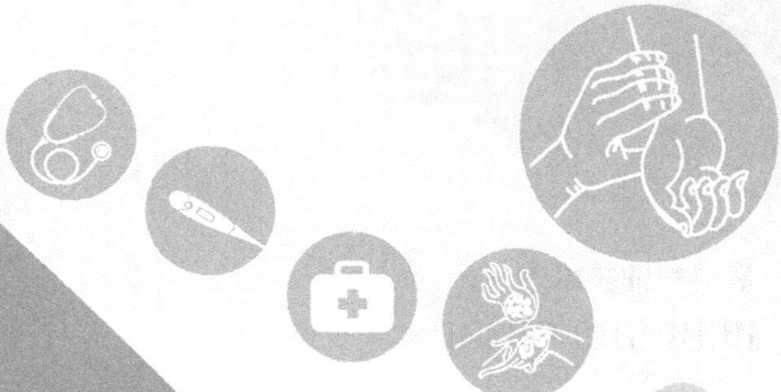

郑州大学出版社
·郑州·

图书在版编目(CIP)数据

基础护理技术/白洁主编.—郑州:郑州大学出版社,2020.11
职业院校一体化创新教材
ISBN 978-7-5645-7194-8

Ⅰ.①基… Ⅱ.①白… Ⅲ.①护理学-职业教育-教材 Ⅳ.①R47

中国版本图书馆CIP数据核字(2020)第152411号

基础护理技术
JICHU HULI JISHU

策划编辑	李龙传	封面设计	曾耀东
责任编辑	陈文静	版式设计	曾耀东
责任校对	薛　晗	责任监制	凌　青　李瑞卿

出版发行	郑州大学出版社有限公司	地　　址	郑州市大学路40号(450052)
出 版 人	孙保营	网　　址	http://www.zzup.cn
经　　销	全国新华书店	发行电话	0371-66966070
印　　刷	郑州宁昌印务有限公司		
开　　本	787 mm×1 092 mm　1/16		
印　　张	11	字　　数	169千字
版　　次	2020年11月第1版	印　　次	2020年11月第1次印刷

书　　号	ISBN 978-7-5645-7194-8	定　　价	33.00元

一体化创新教材建设指导委员会

作者名单

主　编　白　洁

编　者　（按姓氏笔画排序）

朱俊杰　杨若瑶

李琳琳　陈晶晶

张亚丽

序

推进职业教育的改革与发展是实施科教兴国战略、促进经济和社会可持续发展、提高国际竞争力的重要途径，是调整经济结构、提高劳动者素质、加快人力资源开发的重要举措。加快发展现代职业教育，是党中央、国务院做出的重大战略部署，对于深入实施创新驱动发展战略，加快转方式、调结构、促升级具有十分重要的意义。

近年来，随着我国经济社会的发展和老龄化进程的加快，人们对医药健康产品的需求越来越大。医药生产经营技术的进步，对相关从业人员的要求越来越高，也对医药健康类职业院校的快速发展、深化教育改革、提高教育质量提出了新的要求。河南医药技师学院根据这一要求积极改革教育教学模式、教学方法，在课程体系、课程建设、教材建设等方面进行了积极探索和实践，取得了显著成效。

本套一体化教学工作页围绕学生职业能力和职业素质培养主线，依照“工学结合、校企合作”要求，将医药生产经营中的新技术、新进展纳入工作页，具有先进性、实用性和创新性，更加贴近专业发展和实际需要。按照“岗位导向，任务驱动”的职业教育特色，根据学生的知识层次、教育形式的人才培养定位，编写适合职业院校特色发展的教材，创建以能力为中心、以解决实际问题为目标的特色教材模式，努力探索建设创新特色教材的新途径。

教育教学改革是一个不断深化的过程，教材建设也是一个不断推陈出新、反复锤炼的过程。希望本系列工作页的出版对医药职业教育教学改革和提高教育教学质量起到更大的推动作用，也希望使用工作页的师生多提宝贵意见和建议，以便及时修订、不断完善。

前 言

健康服务与管理专业主要面向健康机构、养老机构、社区、中医馆、康复医院、家庭等,培养具备扎实的健康照护、健康信息收集管理、健康风险评估分析、健康干预、健康教育等方面的基础知识和基本技能,具有独立的实践操作能力及创新精神的“一专多能”高素质专业技术人才。为了提升学生的就业竞争力,开发学生潜力,使学生更好地适应健康照护工作,我们对健康服务的工作内容及健康照护师应该具备的能力进行了调研,明确了健康服务与管理专业的职业岗位及岗位职责,确定了健康服务与管理人才的培养方向,进行了基于健康照护工作过程的课程开发。我们将基础护理工作分解为4个典型工作任务,贯彻以完成任务项目为导向的新教学指导思想,实施“做中学”“教学做一体”的教学模式,使学生完成其学习目标,掌握基础护理知识。

本教材设置以实际情境为依托,通过介绍典型“病例”引出关键问题,激发学生学习专业知识和技能的兴趣,引导学生思考和找寻解决问题的办法,解除患者的痛苦;用“知识拓展”的形式把临床照护的新动态及护理知识内容展示给学生,启迪学生拓宽新思路,萌生对照护工作的向往与热爱。

本教材基于健康照护工作过程实际,以完成基础护理工作任务为教学目标,以4个典型工作任务为主线,以患者基础护理为顺序,以护理程序为框架进行了一体化工作页的开发。主要内容有健康照护工作内容的认知、感染防控、清洁照护及职业防护等。

本教材属于国家级高技能人才培训基地试用教材。限于编者的能力和水平,书中可能存在不足与疏漏之处,恳请使用教材的师生、读者和护理界同仁提出以便改正。

白 洁

2020年9月

目　录

任务一　健康照护工作内容的认知

学习目标

1. 认识健康企业；认识健康照护的工作流程及学习流程，认识课程的学习方法；了解健康照护的背景。

2. 能使用工具查阅资料，形成主动解决问题的习惯。

3. 能正确认识健康照护工作，初步形成爱岗敬业的态度。

任务书

【情景案例】

李奶奶，70 岁，独居老人，家住某城乡结合部的新型养老社区，体健，无既往病史，生活质量较高。1 个月前因夜间独自排便不慎在卫生间跌倒，致左侧股骨颈骨折，现已术后出院，恢复良好。考虑到该机构配套设施齐全，风景秀丽，现在李奶奶的子女计划将其送至养老机构进行疗养，在李奶奶居住的社区有日间照护中心，在距李奶奶社区 2 千米处有一家高档养老机构。

请思考下列问题

1. 养老机构的类型有哪些？

2. 在选择机构时，应该注意哪些问题？

3. 李奶奶适合在哪种机构居住呢？

活动名称及课时分配

活动序号	活动名称	课时安排	备注
1	企业认知	4	
2	工作认知	6	
3	健康照护背景	2	

活动一 健康照护机构的认知

本活动将进行4课时,通过该活动,我们初步认识健康企业,可通过三步完成,第一步认识健康机构,第二步认识健康机构人员配备,第三步观看知名健康企业视频。具体工作步骤及要求见表1-1-1。

表1-1-1 具体工作步骤及要求

序号	工作步骤	要求	课时	备注
1	认识健康机构	对健康机构有初步认识	2	
2	认识健康机构人员配备	对健康机构人员配备有初步认识,对未来工作岗位有初步了解	1	
3	观看知名健康企业视频	对健康机构有直观了解	1	

一、健康机构

1. 分类 体检中心、健康管理机构、慢病管理中心、康复医院、养老院、托老所、老年公寓、护理院、临终关怀医院、中医馆。

2. 功能

(1)体检中心:检查人体健康状况,拥有完整的设备和人力,能检查出身体的疾病和健康评估的场所。

(2)健康管理机构:即提供健康管理服务的机构,可在不同的层面及深度上来开展健康管理,如医院、健康服务机构、社区等。

(3)慢病管理中心:通过有效的行为转变,适当的医疗管理和系统的监测,可以有效地防止或管理慢性病及其并发症的发生。

(4)康复医院:为因生理或心理上的缺陷导致劳动、生活和学习严重障碍者提供医治、训练与服务。

(5)养老院:为老年人提供养老服务的非营利性组织,专为接待自理老人或综合接待自理老人、介助老人、介护老人安度晚年。

(6)托老所:为短期老人托管服务的社区养老服务场所。

(7)老年公寓:符合老年体能心态特征的公寓式住宅,具备餐饮、清洁卫生、文化娱乐、医疗保健服务体系,是综合管理的住宅类型。

(8)护理院:在一定范围内为长期卧床患者、晚期姑息治疗患者、慢性病患者、生活不能自理的老年人和其他需要长期护理服务的患者提供医疗护理、康复促进、临终关怀等服务。

(9)临终关怀医院:帮助临终者安详又不失尊严的走完生命的最后一程,能对患者提供身心的全方面护理。

(10)中医馆:提供高品质中医治疗、中医传统疗法及古方中医药养生保健服务。

二、人员配备

1. 健康机构人员配备　医师、护士、药剂师、康复治疗师、营养师、健康照护师(养老护理员)、厨师、社会工作者、心理咨询师、院长、保健按摩师、医助、健康管理师、中基层管理者、咨询接待员。

2. 明确人员职责

(1)医师:实施医疗、预防、保健措施,签署有关医学证明文件。须亲自诊查、调查,并按照规定及时填写医学文书。

(2)护士:执行医嘱及护理技术操作,注意巡视,观察病情及输液情况,发现异常及时报告医师。

(3)药剂师:负责监察医生所处方的数种药物中有否出现药物相互作用;并根据病人的病历、医生的诊断,为病人建议最适合他们的药物剂型(如药水、药丸、塞肛药等)、剂量(如老人、肝病或肾病患者或需根据病情)。

(4)康复治疗师:负责接待病员康复咨询、功能检查评定、安排短期康复训练项目,使用智能康复器械,进行长期被动伸展运动,预防肌肉萎缩、促进或保持病员功能恢复等相关治疗。

(5)营养师:通过科学合理地调配饮食及促进人们的身体健康,减少各种慢性病的发生,并通过全面普及营养知识,提高人们营养意识,以达到增强身体素质的目的。

(6)健康照护师(养老护理员):担任老年人生活照料、及时解决老年人日常生活问题,按照康复技师的计划和要求进行集体或个人康复训练及娱乐活动等。

(7)厨师:熟悉各种食品原料的切配制作技术,掌握各厨房任务情况,做好原料准备,准确、及时地做好加工制作工作等。

(8)社会工作者:使服务对象在身体、心理、社交及灵性上得到全面、优质、持续的照顾，提高晚年生活品质和生命质量。

(9)心理咨询师：运用心理学以及相关知识，遵循心理学原则，通过心理咨询的技术与方法，帮助求助者解除心理问题。

(10)院长：主持健康机构的行政、医疗、经营管理工作，确保健康机构各项工作的完成。

(11)保健按摩师：运用以保健为目的的按摩技术，在人体体表特定部位施以有一定力量的、有目的的、有规律的手法操作活动。

(12)医助：做好医生与其他相关科室的桥梁沟通工作，保持与其他科室的信息通畅，以更好掌握病人相关信息。

(13)健康管理师：对客户进行日常健康管理，如健康管理方案的制定、健康膳食搭配、健康干预指导、健康关怀等。

(14)中基层管理者：在健康机构中担负计划、组织、领导、控制四项职能以实现机构目标。

(15)咨询接待员：负责对服务对象的咨询进行解答，介绍健康机构环境和场所、协助老弱病残和行动不便的患者就诊等工作。

三、名企简介

观看有名的健康机构视频。

四、反思

以小组为单位，讨论健康服务与管理专业的学生将来所能从事的岗位，以及本门课程所对应的岗位，并上台展示，将答案写下来。

活动二 工作认知

本活动将进行6课时，通过该活动，我们要对健康照护工作有深一步认知，可通过五个方面完成：第一步是认识健康照护工作流程，第二步是认识健康照护的学习流程，第三步是认识健康照护目标，第四步是健康照护的学习形式及学习方法，第五步是工具认知及操作技能体验，具体工作步骤及要求见表1-2-1。

表1-2-1 具体工作步骤及要求

序号	工作步骤	要求	课时	备注
1	工作流程	对健康照护工作流程有初步认知	1	
2	学习流程	对健康照护学习流程有初步认知	1	
3	健康照护目标	对健康照护的工作目标有初步认知	1	
4	学习形式及学习方法	能通过课堂体验掌握一定的学习方法	2	
5	工具认知及操作技能体验	能通过工具体验及技能操作体验对健康照护工作有深一步认知	1	

一、工作流程

健康照护流程见图1-2-1。

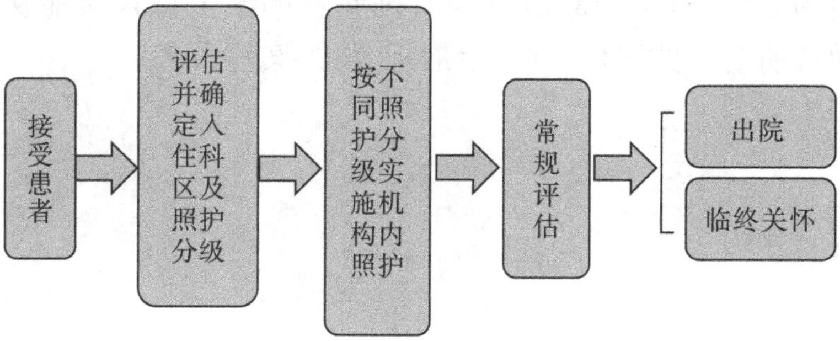

图1-2-1 健康照护流程

二、学习流程与学习内容

学习流程与学习内容见图1-2-2和图1-2-3。

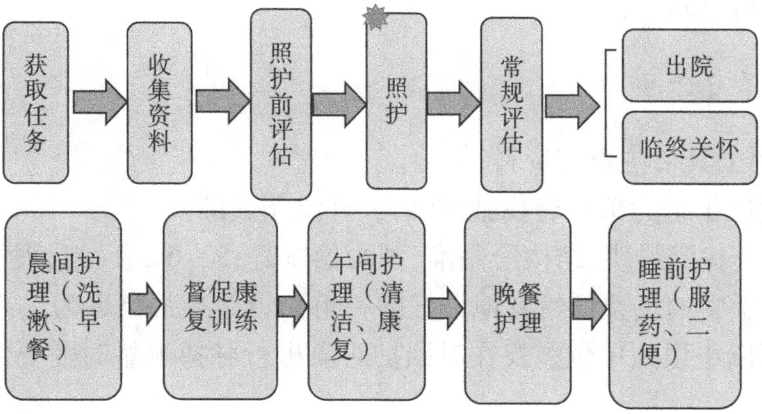

图 1-2-2　学习内容(一)

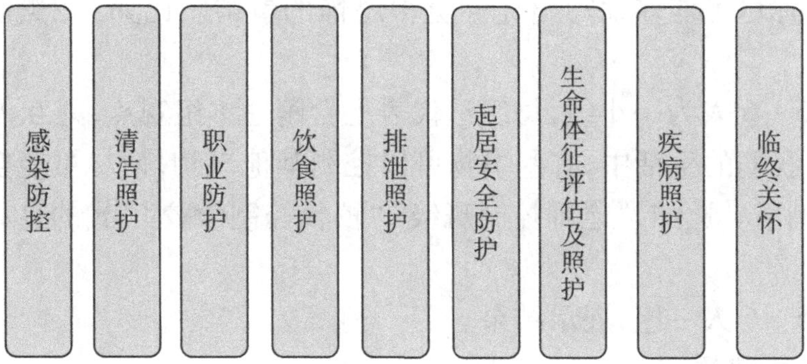

图 1-2-3　学习内容(二)

三、健康照护目标

1. 健康老龄化。
2. 增强自我照顾能力。
3. 延缓恶化及衰老。
4. 提高生活品质。
5. 人性化临终关怀。

四、学习形式及学习方法

(一)学习形式

全新的一体化教学模式:①以学生为主导,老师辅助;②团队合作,提升学生解决问题的能力。

(二)学习方法

1. 使用工具自主查询资料

(1)请以小组为单位查找肺的结构,并绘制成图。

要求:查找资料快、结构绘制准、图画绘制好;5 ~6 人一组,展示结果并互评(将自己手中的选票评给其他最好的一组),得票数最高者为优秀小组。

(2)请以小组为单位查找在对照护对象进行脉搏测量时需要注意哪些方面的问题。

要求:5 ~6 人一组,展示结果说明原因。

2. 头脑风暴法

(1)请你尽可能多地写出让你觉得恐怖的事情。比如“在黑暗里的吱吱声”。

要求:5 ~6 人为一小组,每组选代表上台阐述本组观点,并互评。

(2)在我们的生活中,有些事物可以控制其他事物,请尽可能多地列举出“控制”的例子。比如,“老师控制班级”“校长控制学校”“我的良心控制我的行为”。

要求:5 ~6 人一组,展示结果。

3. 角色扮演法

请以小组为单位进行以下人员的模拟扮演(医师、护士、康复治疗师、患者、养老护理员)。

要求:5 ~6 人为一小组,每组合理分配角色,通过角色扮演要体现出不同人员的职责。

4. 站队法

请认真思考下列问题并站队。

十七八岁是情窦初开的年纪,中学毕业升入新的学校后谈恋爱情况不断发生,有的老师、家长将早恋比为洪水猛兽唯恐自己的孩子以身犯险,有的则睁一只眼闭一只眼,认为反正管不住暂且放任自流。作为学生本身怎么看,谈恋爱是否对学生的身心发展具有坏的影响。 ( )

A. 是 B. 不是 C. 不确定

5. 寻找关键词

仔细阅读以下一段话,找出 3 个关键词并解释原因。

养老护理技术是养老服务工作的基础和必备技能,要想掌握这门技术需从以下几个方面着手：一般护理技能，包括老年人的个人清洁卫生工作、穿脱衣裤、饮食护理、睡眠护理、排泄护理、工娱活动、老年人居室环境的布局及调节；特殊护理技能，包括病情监测、预防控制养老机构院内感染、生命体征评估、常见症状护理、给药、冷热疗法、紧急救护技术、临终关怀；照护文件的应用。

五、工具认知及操作技能体验

（一）工具认知

以小组为单位讨论老师给出工具的用法和治疗目的。

（二）操作技能体验

1. 七步洗手法

（1）以小组为单位，查询资料，确定七步洗手法的方法及步骤。

（2）展示训练结果，说明步骤及注意事项。

2. 协助翻身

（1）以小组为单位，查询资料，确定协助翻身训练方法及步骤。

（2）展示训练结果，说明步骤及注意事项。

3. 徒手搬运

（1）以小组为单位，查询资料，确定徒手搬运的方法及步骤。

（2）展示训练结果，说明步骤及注意事项。

活动三 健康照护背景

本活动将进行2课时,通过该活动,我们初步认识健康照护背景,可通过四步完成,第一步认识老年人与人口老龄化,第二步认识患病老人的护理特点,第三步了解健康照护人员的素质要求,第四步了解健康产业发展趋势。具体步骤及要求见表1-3-1。

表1-3-1 具体步骤及要求

序号	工作步骤	要求	课时	备注
1	老年人与人口老龄化	了解什么是老年人及人口老龄化	0.5	
2	患病老人的护理特点	认识患病老人的护理特点	0.5	
3	健康照护人员的素质要求	了解健康照护人员的素质要求	0.5	
4	健康产业发展趋势	了解健康产业发展趋势	0.5	

一、老年人与人口老龄化

(一)老年期的年龄划分标准

45~59岁:老年前期(中老年人)。

60~89岁:老年期(老年人)。

90~99岁:长寿期。

≥100岁:寿星(长寿老人)。

(二)老龄化的概念

老龄化指人口生育率降低和人均寿命延长导致的总人口中因年轻人口数量减少、年长人口数量增加而导致的老年人口比例相应增长的动态过程。国际上通常看法是,当一个国家或地区60岁以上老年人口占总人口的10%,或65岁以上老年人口占总人口的7%,即可认定该国家或地区进入老龄化社会。

(三)中国人口老龄化的特征

1. 我国是世界上老年人口最多的国家:中国老年人口占世界老年人口的20%。

2. 区域差别大:呈阶梯状分布,与经济呈正向相关,东—中—西对应老化程度为高—中—低(图1-3-1)。

3. 老龄化,高龄化,空巢化同时出现。

4. 城乡倒置。

5. 纯老年人家庭增多。

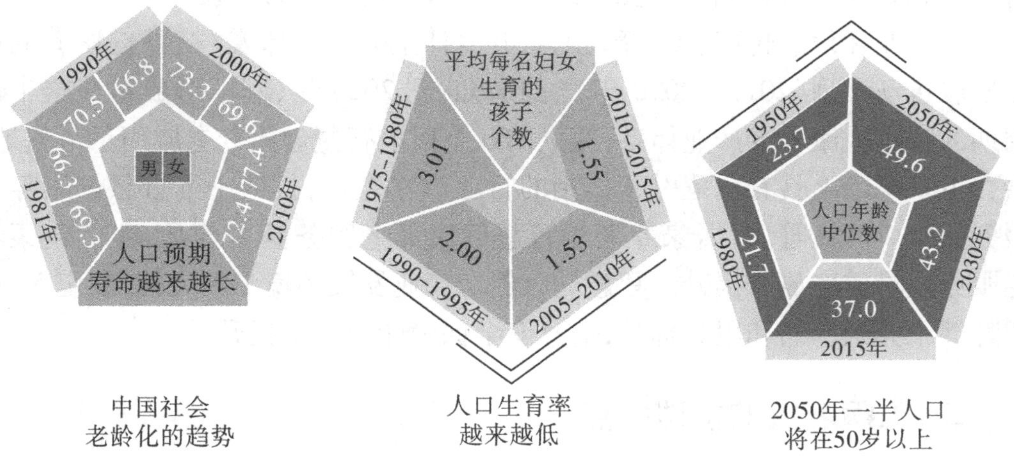

图1-3-1　中国老龄化趋势

6. 女性老年人比例高。

7. 未富先老。

(四)中国人口老龄化带来的影响

1. 劳动力资源不足。

2. 社会负担加重。

3. 社会保障问题突出。

4. 医疗卫生资源需求增加。

5. 现有产业结构不能满足老人要求。

6. 传统养老的功能虚弱。

7. 我国健康机构护理人员数量、质量偏低。

（五）政策导向

1. 2016 年 10 月中共中央、国务院印发了《“健康中国 2030”规划纲要》：到 2020 年，建立覆盖城乡居民的中国特色基本医疗卫生制度，健康素养水平持续提高，健康服务体系完善高效，人人享有基本医疗卫生服务和基本体育健身服务，基本形成内涵丰富、结构合理的健康产业体系，主要健康指标居于中高收入国家前列；到 2030 年，促进全民健康的制度体系更加完善，健康领域发展更加协调，健康生活方式得到普及，健康服务质量和健康保障水平不断提高，健康产业繁荣发展，基本实现健康公平，主要健康指标进入高收入国家行列。到 2050 年，建成与社会主义现代化国家相适应的健康国家。

2. 工业和信息化部、民政部、国家卫生计生委关于印发《智慧健康养老产业发展行动计划（2017—2020 年）》的通知：到 2020 年，基本形成覆盖全生命周期的智慧健康养老产业体系，建立 100 个以上智慧健康养老应用示范基地，培育 100 家以上具有示范引领作用的行业领军企业，打造一批智慧健康养老服务品牌。健康管理、居家养老等智慧健康养老服务基本普及，智慧健康养老服务质量效率显著提升。智慧健康养老产业发展环境不断完善，制定 50 项智慧健康养老产品和服务标准，信息安全保障能力大幅提升。

二、患病老人的护理特点

1. 病史采集困难且参考价值小。
2. 临床表现不典型。
3. 多种疾病同时存在。
4. 病程长，恢复慢，并发症多。
5. 易引起药物的不良反应。

三、健康照护人员的素质要求

1. 职业素质：①高度责任心、爱心、细心与奉献精神；②慎独精神；③良好的沟通技巧和团队精神。
2. 专业素质。
3. 能力素质。

四、健康产业发展趋势

纵观国际国内健康养老产业发展趋势，健康养老服务行业将成为推进经济转型的重要力量，老年人需求升级将对健康养老服务质量提出更高要求，智能和信息技术将促进健康养老服务快速发展，资本进入健康养老服务市场的关键是专业化服务和市场细分，老年人能力及需求评估将成为撬动健康养老服务发展的基础（图 1-3-2）。

1. 产业发展方向："养老+大健康"，刚需养老为底，养生养老为体

（1）从医疗医药到康复保健：以中医康复、慢性病管理为代表的养生养老。

（2）从生存所需到精神所需：以森林康养为代表的生态养老。

（3）从线下实操到线上资源：智慧养老信息系统构建。

（4）从产业运营到资本运作：产业为本，金融为器。

2. 企业模式选择

（1）"占资源、聚资本、拢人才"将成为养老企业市场竞争要点。

（2）"U 盘式拔插"的生存之道：自带信息，不装系统，随时拔插，自由协作。

（3）"平台型外挂"的生存之道：做大平台，技能外挂，并购整合，自成一体。

（4）养老企业未来发展最佳模式：纵向专业深耕+横向平台拓展。

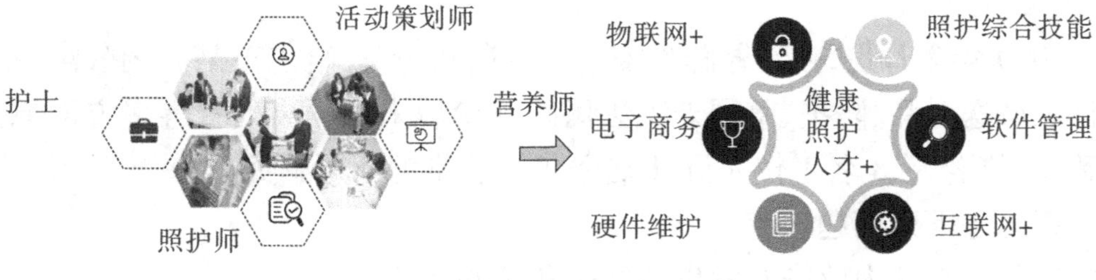

图 1-3-2　未来健康照护人才需求的转变

任务二 感染防控

学习目标

1. 了解预防与控制医院感染的重要意义。

2. 能熟悉院内感染、手卫生、清洁、消毒、灭菌、无菌技术、隔离技术等相关概念。

3. 能够在操作中具备无菌观念。

4. 能熟练地完成无菌技术基本操作、手卫生和隔离技术操作。

5. 能使用工具查阅资料,形成主动解决问题的习惯。

任务书

【情景案例】

2020 年 2 月份,在新冠肺炎疫情防控期间,齐齐哈尔市某养老公寓,由于允许家属送食品、陪护、陪同老人去医院就诊后未做隔离处置等多方面原因,导致 39 位老人、8 名工作人员、1 名陪护被感染为新冠肺炎。

请思考下列问题:

1. 什么是院内感染?发生的原因和条件是什么?

2. 工作人员如何做好个人防护？

3. 如何做好院内感染防控？

活动名称及课时分配

活动序号	活动名称	课时安排	备注
1	获取任务	2	
2	资料收集	4	
3	制订感染防控方案	6	
4	无菌操作技术	6	
5	总结与拓展	2	

活动一 获取任务

本活动将进行2课时，通过该活动，我们需要掌握院内感染的相关内容，明确“院内感染”任务的工作要求。获取任务，可通过两步完成，第一步是认识院内感染，第二步是分析病历，学习并掌握院内感染的概念，完成任务获取。具体工作步骤及要求见表2-1-1。

表2-1-1 具体工作步骤及要求

序号	工作步骤	要求	课时	备注
1	认识院内感染、掌握院内感染的概念	能快速准确明确任务要求并清晰表达，在教师要求的时间内完成	1	
2	分析病历	能快速准确明确任务要求并清晰表达，在教师要求的时间内完成	1	

一、认识医院感染

1. 什么是院内感染？分为哪几类？（以小组为单位合作，分析问题、查找资料、制订计划）

2. 院内感染的特点是什么？

3. 养老机构内常见的院内感染有哪些?

二、分析病历

1. 以小组为单位查阅资料,以海报的形式来展示院内感染的主要形成因素。

2. 头脑风暴,以小组为单位讨论院内感染中易感宿主有哪些人,说出其原因。

3. 以小组为单位查阅资料,说出院内感染的预防和控制措施。

4. 查阅资料说明控制院内感染的意义。

三、评价

医院感染防控的评价见表2-1-2。

表2-1-2 评价

班级			组别		姓名		
项次	项目要求		配分	评分细则	自评得分	小组评价	教师评价
1.素养（40分）	纪律情况（15分）	按时到岗，不早退	5	违反规定，每次扣5分			
		积极思考回答问题	5	根据上课统计情况得1～5分			
		三有一无（有本、笔、书，无手机）	5	违反规定每项扣3分			
		执行教师命令	0	此为否定项，违规酌情扣10～100分，违反校规按校规处理			
	职业道德（10分）	能与他人合作	3	不符合要求不得分			
		主动帮助同学	3	能主动帮助同学得3分 被动得1分			
		追求完美	4	对工作精益求精且效果明显得4分 对工作认真得3分 其余不得分			
	5S（10分）	桌面、地面整洁	5	自己的工位桌面、地面整洁无杂物，得5分 不合格不得分			
		物品定置管理	5	按定置要求放置得5分 其余不得分			
	快速阅读能力（5分）		5	能快速准确明确任务要求并清晰表达得5分 能主动沟通在指导后达标得3分 其余不得分			
2.职业能力（40分）	认识医院感染的基本内容	能正确查找医院感染内容	20	能全部掌握得20分 部分掌握得10～20分 不清楚不得分			
	分析病历	根据病例得出有用信息	20	能全部掌握得20分 部分掌握得10～20分 不清楚不得分			

续表 2-1-2

班级			组别		姓名		
项次	项目要求		配分	评分细则	自评得分	小组评价	教师评价
3. 工作页完成情况（20分）	按时完成工作页	及时提交	5	按时提交5分，迟交不得分			
		内容完成程度	5	按完成情况分别得1～5分			
		回答准确率	5	视准确率情况分别得1～5分			
		有独到的见解	5	视见解程度分别得1～5分			
总分							
加权平均（自评20%，小组评价30%，教师评价50%）							
教师签字：				组长签字：			
请你根据以上打分情况，对本任务当中的工作和学习状态进行总体评述（从素养的自我提升方面、职业能力的提升方面进行评述，分析自己的不足之处，描述对不足之处的改进措施）							
教师指导意见：							

知识链接

医院感染相关知识

1. 医院感染暴发处置流程

(1)临床科室医务人员在短时间内(1周左右)发现有共同感染源或临床症候群相似或感染病原体一致的医院感染病例聚集现象时(3例以上)应警惕医院感染暴发的可能性，须及时排查、诊断与防控，并及时报告医院感控科。发现Ⅰ级医院感染暴发事件时，应当立即(于0.5 h内)报告；发现Ⅱ级和Ⅲ级医院感染暴发事件时，应当于2 h内报告。

Ⅰ级医院感染暴发事件是指发生以下情形之一：①10例以上的

医院感染暴发或疑似医院感染暴发;②发生特殊病原体或者新发病原体的医院感染;③可能造成重大公共影响或者严重后果的医院感染。

Ⅱ级医院感染暴发事件是指发生以下情形之一:①5 例以上医院感染暴发或疑似医院感染暴发;②医院感染暴发或疑似医院感染暴发直接导致患者死亡;③医院感染暴发或疑似医院感染暴发导致 3 人以上人身损害后果。

Ⅲ级医院感染暴发事件是指发生以下情形之一:①5 例以上疑似医院感染暴发;②3 例以上医院感染暴发。

(2)检验科微生物室在短时间内(约 1 周)发现某科室出现相同病原体聚集现象(3 例以上)时应及时报告医院感染管理科。

(3)医院感染专职人员接到医务人员或微生物室的报告,或通过医院感染病例监测和病原微生物监测资料等发现疑似医院感染暴发时,应立即开展调查,必要时组织有关专家或医院感染管理委员会成员一起调查讨论,并及时向医院感染管理委员会负责人报告。

(4)医院经调查确认有以下情形后,由医院感染管理科在规定的时限内向县、市卫健委和疾病预防控制中心报告。Ⅰ级医院感染暴发事件于 2 h 内报告,Ⅱ级和Ⅲ级医院感染暴发事件于 12 h 内报告。对需报告的医院感染暴发信息应由医院感染管理科科长和主管领导进行审核确认无误后提交。

(5)报告内容:包括医院感染暴发的时间和地点、感染初步诊断、累计感染人数、感染者目前健康状况、主要临床症候群、疑似或者确认病原体、感染源、感染途径及事件原因分析、相关危险因素主要检测结果、采取的控制措施、事件结果及下一步整改工作情况等。报告包括初次报告和订正报告,订正报告应在暴发终止后 1 周内完成。

2. 多重耐药菌感染防控措施及处置流程

(1)严格执行《手卫生制度》 医务人员在直接接触患者前后、进行无菌技术操作和侵入性操作前,接触患者使用的物品或处理其分泌物、排泄物后,必须洗手或使用速干手消毒剂进行手消毒。

(2)严格执行《隔离预防制度》

1)首选单间隔离,无条件时可将同种病原菌感染患者或定植患者安置在同一房间。不可与气管插管、深静脉留置导管、有开放伤口或者免疫功能抑制患者安置同一房间，隔离病房确实不足时可考虑床旁隔离，并挂蓝色隔离标识。如耐万古霉素金黄色葡萄球菌(VRSA)感染患者必须单间隔离。

2)减少人员出入，如VRSA感染患者应严格限制，医护人员相对固定，专人诊疗护理，包括保洁员。

3)听诊器、血压计、体温表、输液架等要专人专用，用后消毒。

4)医务人员对患者实施诊疗护理操作时，应当将高度疑似或确诊多重耐药菌感染患者或定植患者安排在最后进行。诊疗护理患者时，除戴帽子、口罩外，接触患者的伤口、溃烂面、黏膜、血液和体液、引流液、分泌物、痰液、粪便时，应戴手套；可能污染工作服时穿隔离衣(若是接触VRSA感染患者时穿一次性隔离衣)；近距离操作如吸痰、插管可能产生气溶胶的操作时，应戴标准外科口罩和护目镜或防护面罩；完成诊疗护理操作后，要及时脱去手套和隔离衣，并进行洗手或(和)手消毒。

5)标本需用防渗漏密闭容器运送。

6)患者转诊之前应通知接诊科室，以便采取相应的接触隔离预防措施。

7)临床症状好转或治愈，如VRSA应连续2次培养阴性(每次间隔>24 h)方可解除隔离，患者出院做好终末消毒处理。

8)凡有多重耐药菌感染的患者进行手术时，手术医生必须在手术通知单上注明，手术结束后按规定进行严格的终末消毒处理。

(3)严格遵守无菌技术操作规程。医务人员严格遵守无菌技术操作规程，在实施各种侵入性操作时，应当严格执行无菌技术操作和标准操作规程，避免污染。

(4)加强诊疗环境的清洁和消毒。对医务人员和患者频繁接触的物体表面(如听诊器、计算机键盘和鼠标、电话机、患者床栏杆和床头柜、门把手、水龙头开关等)，采用500 mg/L含氯消毒剂进行清洁和擦拭消毒，每日2次；医疗设备设施表面(如心电监护仪、微量输液泵、呼吸机)，按仪器说明书选择消毒方法；被患者血液、体液污染时应当立即消毒。出现多重耐药菌感染暴发或者疑似暴发时，应当增加清洁、消毒频次。不能专用的物品如轮椅、平车等，在每次使用后必须经过清洁及消毒处理(采用500 mg/L含氯消毒剂进行擦拭消毒)。抹布、拖布专用，使用后进行消毒处理。如果采取以上控制措施，但传播仍然继续时，该病区应停止收治患者，对环境进行彻底清洁消毒与评估。

(5)加强医疗废物管理。在多重耐药菌感染患者或定植患者诊疗过程中产生的医疗废物，按照《医疗废物管理规定》进行处置。如VRSA感染患者的医疗废物应使用双层医疗废物袋收集。

(6)加强抗菌药物合理使用管理

1)认真落实《抗菌药物临床应用和管理实施细则》及《抗菌药物临床应用分级管理制度》，根据细菌培养和药敏试验结果正确、合理使用抗感染药物。

2)严格按照权限开处方，联合用药以及使用万古霉素、广谱头孢菌素、碳青霉烯类等必须严格掌握用药指征。避免由于抗菌药物的滥用而导致耐药菌的产生。

3. 职业暴露防护措施及处置流程

(1)医务人员血源性疾病职业暴露的预防措施

1)血源性疾病职业暴露是医务人员最常见的职业性损害之一，具有潜在感染的危险，要严格遵守操作规程，做好标准预防，采取全面预防措施。

2)普及防护知识教育，做好全员职业安全技术培训，教育医务人员增强职业安全防护意识。

3)规范操作行为，减少血源性疾病职业暴露的发生，降低职业危害。①严谨、认真、细致的工作作风。②禁止用双手套针帽及徒手取针头。③接触血液、体液或有可能接触血液、体液时坚持戴手套。④加强锐器等废物处理及丢弃过程的管理，防止针头误伤他人，坚持谁操作、谁处理的原则。丢弃的损伤性废物无论使用与否均按损伤性废弃物处理；禁止手持针、刀片等锐利器具随意走动；禁止将缝合针、刀片、针头等锐利器具徒手传递；禁止将针头等锐利器具回套盖帽；使用者必须将用后的缝合针、刀片、针头等锐利器具直接投入专用锐器盒中。⑤严禁用双手处理破碎的玻璃。⑥当估计操作可能会有血液或者体液溅出时，要戴护目镜。⑦操作前后及脱手套后要洗手。⑧操作后及时清理。

活动二 资料收集

本活动将进行4课时，可通过5步完成，第一步收集清洁、消毒、灭菌基础知识，第二步收集手卫生相关知识，第三步收集无菌技术基础知识，第四步收集隔离技术基础知识，第五步总结提炼有用资源，具体工作步骤及要求见表2-2-1。

表2-2-1 具体工作步骤及要求

序号	工作步骤	要求	课时	备注
1	收集清洁、消毒、灭菌基础知识	能快速准确收集整理基础知识相关资料，并能按照具体要求回答问题，在教师要求的时间内完成	1	
2	收集手卫生相关知识	能快速准确收集手卫生相关知识相关资料，并能按照具体要求回答问题，在教师要求的时间内完成	1	
3	收集无菌技术基础知识	能快速准确收集无菌技术基础知识，并能按照具体要求回答问题，在教师要求的时间内完成	1	
4	收集隔离技术基础知识	能快速准确收集隔离技术基础知识，并能按照具体要求回答问题，在教师要求的时间内完成	0.5	
5	总结提炼有用资源	结合病历和收集资料能准确提炼有用资源	0.5	

一、收集清洁、消毒、灭菌基础知识

1. 以小组为单位查阅资料，解释以下名词的概念，并叙述其含义。

(1)清洁

(2)消毒

(3)灭菌

2. 以小组为单位,展开讨论,在日常生活中我们怎么对物品进行清洁,列举出常用的清洁方式。

3. 以小组为单位,查阅资料,回答以下问题:

(1)医院常用到的消毒灭菌方法有哪些?

(2)什么是"两消毒一清洗"原则?

(3)查阅资料说出物理消毒灭菌法分几类。

(4)查阅资料说出紫外线消毒法的方法、特点、适用物品、注意事项等，小组以海报形式展示，并由小组代表讲解(图2-2-1，图2-2-2)。

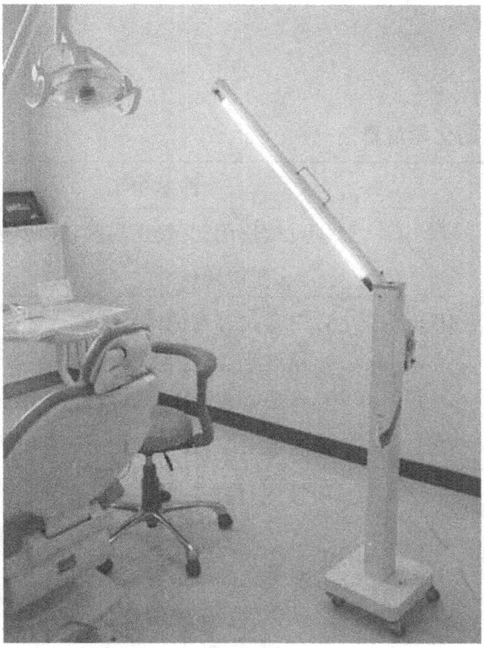

图2-2-1　可移动紫外线消毒灯

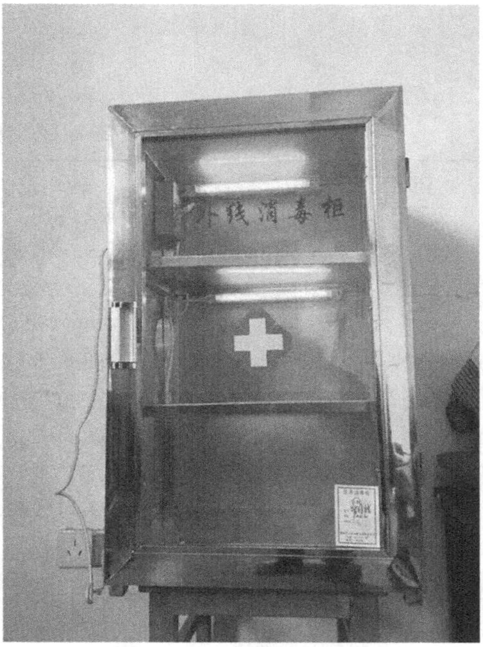

图2-2-2　紫外线消毒柜

(5)请列举常用化学消毒灭菌剂的种类及使用方法(表2-2-2)。

4. 查找资料,总结常用物品的消毒灭菌方法。

表2-2-2　常用的化学消毒剂

药名	效力	使用范围	注意事项
碘酊	高	2%:皮肤(脱碘)	①过敏禁用;②禁用黏膜;③腐蚀金属;④加盖保存
过氧乙酸(PAA)	高	0.2%:手泡2 min,物表擦泡10 min 0.5%:餐具泡30~60 min 1%~2%:空气 1%:体温表浸泡30 min	1. 对金属有腐蚀性 2. 易氧化,需现配 3. 高浓度有刺激性及腐蚀性 4. 高温易爆,置阴凉处
戊二醛	高	2%碱性戊二醛+0.3% $NaHCO_3$ 器械,内镜消毒:30~60 min 灭菌:10 h	1. 每周过滤1次,每2~3周更换一次 2. 酸性戊二醛加亚硝酸钠防锈 3. 碱化后稳定性降低,应现配
甲醛 福尔马林	高	40%甲醛熏蒸空气、物品 4%~10%浸泡器械、内镜	1. 穿透性差:悬挂、抖散 2. 室温>18 ℃,湿度70%~90% 3. 对呼吸道和眼有刺激,需防护
含氯消毒剂: 漂白粉 氯胺T	中高	0.5% 漂白粉,0.5%~1%氯胺 餐具,便具浸泡30 min,1%~3%漂白粉、0.5%~3%氯胺喷擦地、墙、物表 1∶5/干粉:粪便搅拌放置2 h 1 g干粉:尿100 mL放置1 h	1. 置阴凉、干燥、通风处密闭,减少有效氯丧失 2. 不稳定,现配现用 3. 有腐蚀及漂白作用,不易用于金属、衣物及油漆家具
碘伏	中	0.5%:皮肤 20%:体温计浸泡2次30 min	1. 不稳定:现配 2 避光阴凉处保存 3. 易受溶液中拮抗物影响

续表 2-2-2

药名	效力	使用范围	注意事项
乙醇	中	70%:皮肤 95%:燃烧	①易挥发;②刺激性;③易燃性
苯扎溴铵酊	中	0.1%用于皮肤、黏膜消毒	1.配制的溶液性质不稳定,应现配现用 2.消毒物品应先清洁,带污垢的物品一般不用此法
氯己定 洗必泰	中	0.02%:手浸泡 30 min 0.05%:黏膜 0.1%:器械浸泡 30 min	忌与肥皂及盐相遇
苯扎溴铵 新洁尔灭	低	0.05%:黏膜 0.1%:皮肤,金属器械泡 30 min 加亚硝酸钠防锈	1.与肥皂有拮抗作用 2.对棉纱有吸附作用 3.对铝制品有破坏作用

二、收集手卫生基础知识

1.以小组为单位查阅资料,解释以下名词的概念,并叙述其含义。

(1)手卫生

(2)洗手

(3)卫生手消毒

(4)外科手消毒

2. 以小组为单位展开讨论,说一说手卫生的目的是什么(生活中、医院中分别展开讨论)?

3. 以小组为单位查阅资料,医务人员手卫生指征包括哪些?

4. 同学们试想一下，如果不注意手卫生会发生什么？

5. 以小组为单位查阅资料，了解什么是七步洗手法，每组派出 1 名成员说出七步洗手法的步骤，并做出演示，再由每组请出 1 名裁判组成裁判团进行打分，说出理由。

6. 以小组为单位想一想，手套是无菌的，摘除手套后就不用洗手吗？说出你的理由。

7. 以小组为单位想一想，医院中常用的消手液有哪些？都有什么作用？

三、收集无菌技术基础知识

1. 查阅资料，以小组为单位，抽签回答下列问题：

(1)什么是无菌技术？

(2)什么是无菌物品？

(3)什么是污染物品？

(4)什么是无菌区域？

(5)什么是非无菌区域?

(6)什么是相对无菌区?

2. 无菌技术的操作原则有哪些?

3. 无菌操作技术实施(参考教材《老年健康照护技术》)

(1)如何戴工作帽?写出操作流程并实施。

(2)如何穿、脱无菌手术衣?写出操作流程并实施。

(3)如何戴无菌手套?写出操作流程并展示出来。

(4)如何正确脱无菌手套?写出操作流程并展示成果。

(5)如何正确使用无菌持物钳?写出操作流程并实施。

(6)如何正确取用无菌溶液？写出操作流程并实施。

四、收集隔离技术基础知识

1. 什么是隔离？

2. 隔离区域的划分及隔离要求。

3. 隔离的种类及措施。

4. 如何正确穿、脱隔离衣？写出操作流程并实施。

五、总结提炼有用资源

1. 总结常见的医院感染有哪些。

2. 以小组为单位写出七步洗手法步骤，并分组进行展示。

3. 以小组为单位进行脱、戴无菌手套展示，写出操作流程。

五、评价

消毒灭菌方法的评价见表2-2-3。

表2-2-3 评价

班级			组别		姓名		
项次	项目要求		配分	评分细则	自评得分	小组评价	教师评价
1. 素养（40分）	纪律情况（15分）	按时到岗，不早退	5	违反规定，每次扣5分			
		积极思考回答问题	5	根据上课统计情况得1~5分			
		三有一无（有本、笔、书，无手机）	5	违反规定每项扣3分			
		执行教师命令	0	此为否定项，违规酌情扣10-100分，违反校规按校规处理			
	职业道德（10分）	能与他人合作	3	不符合要求不得分			
		主动帮助同学	3	能主动帮助同学得3分 被动得1分			
		追求完美	4	对工作精益求精且效果明显得4分 对工作认真得3分 其余不得分			
	5S（10分）	桌面、地面整洁	5	自己的工位桌面、地面整洁无杂物，得5分 不合格不得分			
		物品定置管理	5	按定置要求放置得5分 其余不得分			
	快速阅读能力（5分）		5	能快速准确明确任务要求并清晰表达得5分 能主动沟通在指导后达标得3分 其余不得分			
2. 职业能力（40分）	收集清洁、消毒、灭菌基础知识（8分）	对清洁、消毒、灭菌基础知识的认识	8	能全部掌握得8分 部分掌握得4~6分 不清楚不得分			
	收集手卫生知识（8分）	对手卫生基础知识的认识	8	能全部掌握得8分 部分掌握得4~6分 不清楚不得分			

续表2-2-3

班级			组别		姓名		
项次	项目要求		配分	评分细则	自评得分	小组评价	教师评价
2. 职业能力（40分）	收集无菌技术知识(8分)	无菌技术理论知识的掌握	8	能全部掌握得8分 部分掌握得4~6分 不清楚不得分			
	总结提炼有用资源(8分)	总结所学内容，准备评估	8	能全部总结并提炼得8分 部分总结并提炼得4~6分 不总结并提炼不得分			
3. 工作页完成情况（20分）	按时完成工作页	及时提交	5	按时提交5分，迟交不得分			
		内容完成程度	5	按完成情况分别得1~5分			
		回答准确率	5	视准确率情况分别得1~5分			
		有独到的见解	5	视见解程度分别得1~5分			
总分							
加权平均（自评20%，小组评价30%，教师评价50%）							
教师签字：				组长签字：			
请你根据以上打分情况，对本任务当中的工作和学习状态进行总体评述（从素养的自我提升方面、职业能力的提升方面进行评述，分析自己的不足之处，描述对不足之处的改进措施）							
教师指导意见：							

知识链接

特定场所消毒技术指南

为什么要隔离？

任何一种传染病的流行都需要具备3个环节：即传染源、传播途径和易感人群。控制传染发生的主要手段是阻断传染链的形成。简单、直接而有效的中断传染链的方法是应用各种屏障技术切断传播途径。隔离技术的目的是防止病原微生物在人群中扩散，最终控制和清除传染源。

隔离是将传染源、传播者和高度易感人群安置在指定的区域，暂时避免与周围的人群接触，借以达到控制传染源，切断传播途径，同时保护易感人群的目的。

一、隔离种类

1. 严密隔离：飞沫、分泌物、排泄物，霍乱、鼠疫。

2. 呼吸道隔离：飞沫，肺结核、流感、流脑、百日咳、SARS。

3. 肠道隔离：排泄物、食物水源，伤寒、菌痢、甲肝、禽流感。

4. 接触隔离：体表、伤口的接触，破伤风、气性坏疽。

5. 血液、体液隔离：乙肝、艾滋病、梅毒。

6. 昆虫隔离：虫媒、流行性出血热、疟疾、斑疹伤寒。

7. 保护性隔离：严重烧伤、早产儿、白血病、脏器移植、免疫缺陷患者。

二、隔离技术

1. 目的：保护患者或工作人员，避免相互传播，减少感染或交叉感染。

2. 评估：①患者病情、临床表现、治疗及护理情况。②患者目前采取的隔离种类及隔离措施。③患者的心理状况及合作程度。④患者的相关知识程度。

3. 计划实施：①帽子口罩的使用，口罩污面向内折，一次性使用时间<4 h。②手的消毒：2 min（与手术室洗手法的区别）。③穿脱隔离衣。

三、口罩、帽子的使用

1. 口罩

口罩应戴正，上沿应戴在鼻梁的上方，上至下眼睑，下至下巴，将口鼻完全盖住，四周不要有空隙（图 2-2-3）。口罩使用 4～8 h 更换，潮湿后立即更换；一次性口罩使用不超过 4 h；严密隔离，用后立即更换。

2. 帽子

（1）应保持清洁，头发不外露（图 2-2-4）。

（2）口罩摘下时，应将戴在口鼻内侧的一面向里折好，放在干净口袋里，不要内外不分。

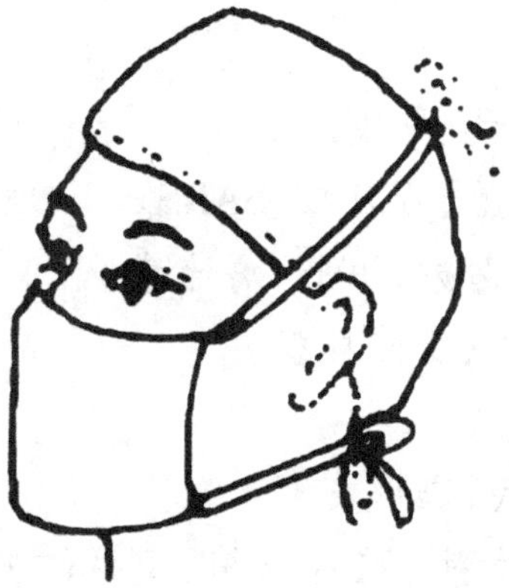

图2-2-3　医用外科口罩

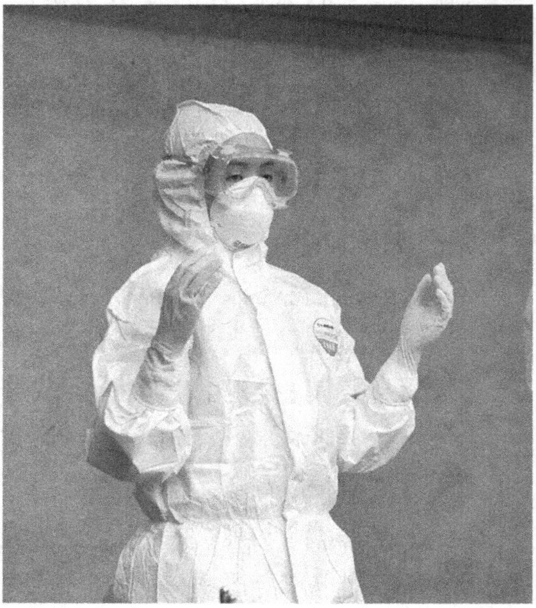

图2-2-4　帽子与防护衣

四、手的清洁与消毒

手的清洁与消毒见图2-2-5和图2-2-6。

五、穿、脱隔离衣

1. 穿隔离衣

右提衣领穿左手，再伸右臂齐上抖；

系好领扣扎袖口，折襟系腰半屈肘(图2-2-7)。

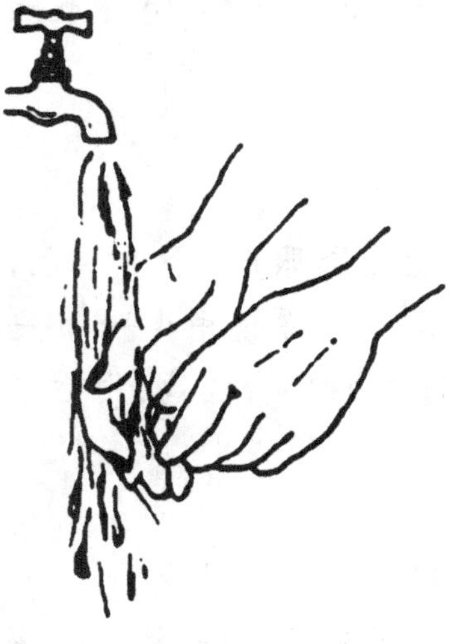

图2-2-5　手的清洁

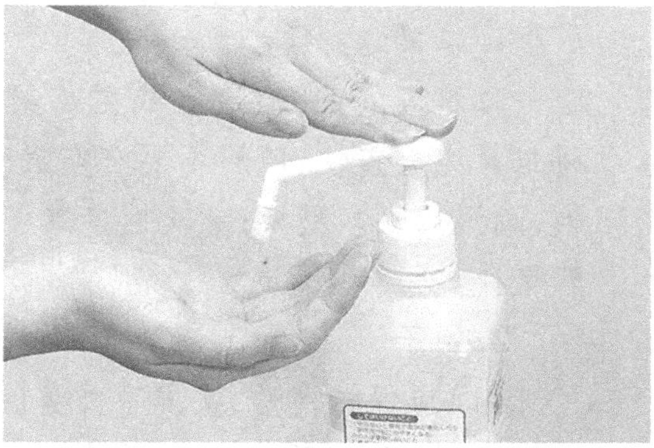

图2-2-6　手的消毒

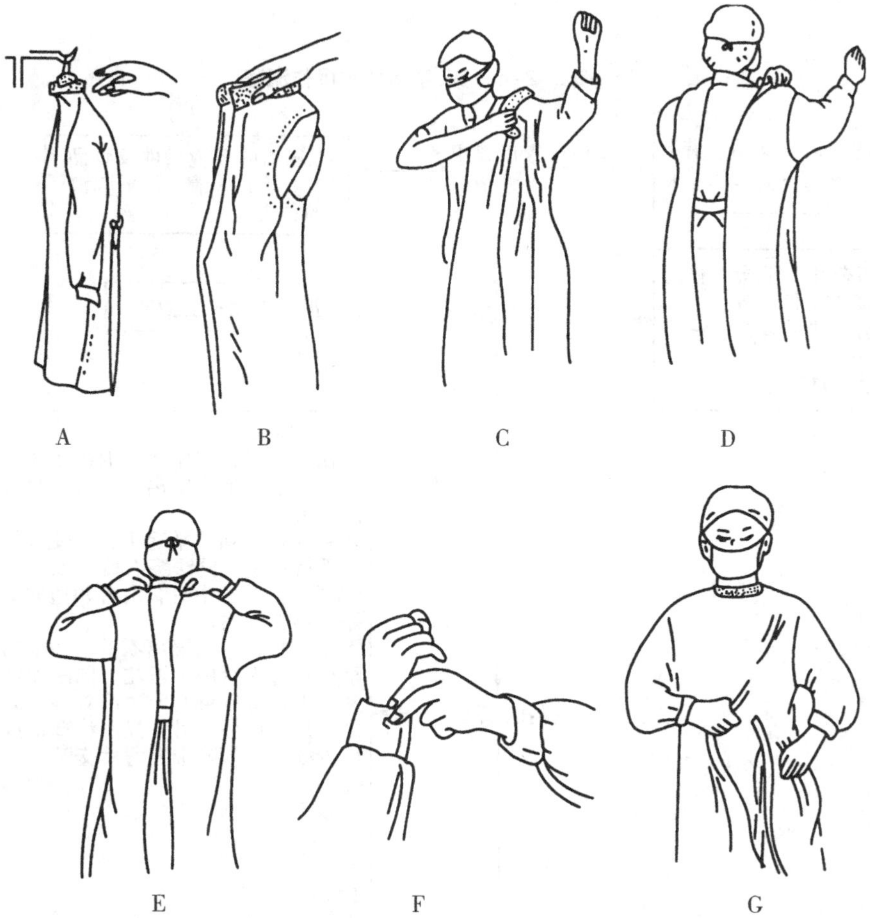

图 2-2-7 穿隔离衣过程

2. 脱隔离衣

松开腰带解袖口，套塞双袖消毒手；

解开领扣退双袖，对肩折领挂衣钩（图 2-2-8）。

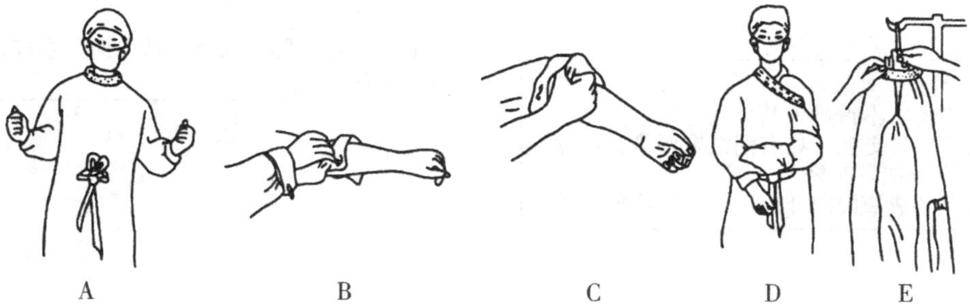

图 2-2-8 脱隔离衣过程

穿、脱隔离衣操作流程见表2-2-4。

表2-2-4 穿、脱隔离衣操作流程

素质要求评估

- 举止端庄、语言文明、着装整洁、仪表大方、态度亲切
- 1.隔离的环境条件及物品
  2.患者的病情、需要隔离的种类

操作前准备

- 1.长短合适、干燥、整洁的隔离衣1件
  2.流动水洗手装置、洗手液（肥皂）
  3.泡手消毒液1盆
- 护士着装符合要求

操作流程

1.穿隔离衣
(1)洗手，带口罩帽子，取下手表，卷袖过肘
(2)手持衣领取下隔离衣，两手将衣领的两端向外折
(3)将左臂入袖，举起手臂，使衣袖上抖；用左手持衣领，同法穿右臂衣袖
(4)两手持领子中央，沿着领边向后将衣领扎好，再扎好袖口
(5)解开腰带，将隔离衣的一边渐向前拉，直至触到边缘后用手捏住，同法捏住另一侧，两只手在背后将两侧边缘对齐，向一侧折叠，以一只手按住，另一只手将腰带拉至背后压住折叠处，将腰带在背后交叉，再回到前面打一活结
(6)双手置胸前

2.脱隔离衣
(1)解开腰带，在前面打一活结
(2)解开两袖口，在肘部将部分袖子塞入工作服衣袖下，使两手露出
(3)消毒双手，按七步洗手法洗手，擦干
(4)解开领口，左手深伸入右侧袖口内拉下衣袖过手，再用衣袖遮住的右手在衣袖外面拉下左手衣袖过手，双手轮换握住袖子，手臂逐渐退出
(5)用右手自衣内握住肩缝，随即用左手拉住衣领，使隔离衣外面向两边对齐，挂在衣架上，洗手
(6)不再穿的隔离衣将清洁面向外卷好，投入污衣桶

评价

1.动作熟练、准确
2.保持衣领清洁，扎领口时，袖口不触及衣领、帽子及面部
3.不污染清洁面
4.隔离衣无破损，长短适宜，衣领盖住工作服
5.清洁区、污染区的概念清楚，隔离衣挂放符合要求

注意事项：
1.穿着隔离衣不得进入其他病区
2.隔离衣每日更换，如有潮湿或污染，应立即更换，有破损及时修补
3.半污染区清洁面向外，污染区污染面向外

活动三　制订感染防控方案

本活动将进行6课时，可通过三步完成，第一步制订清洁、消毒、灭菌护理方案，第二步制订手卫生护理方案，第三步制订无菌技术方案，具体工作步骤及要求见表2-3-1。

表2-3-1　具体工作步骤及要求

序号	工作步骤	要求	课时	备注
1	制订清洁、消毒、灭菌护理方案	能选择合适的工具及仪器，制定合理的清洁、消毒、灭菌护理方案	2	
2	制订手卫生护理方案	能选择合适的工具及仪器，制定合理的护理方案及手卫生护理方案	2	
3	制订无菌技术方案	能选择合适的工具及仪器，制定合理的护理方案及无菌技术方案	2	

一、制订清洁、消毒、灭菌护理方案

1. 查阅资料，对比现有工具，从实训场选择合适的清洁、消毒、灭菌护理工具及护理仪器，并展示其用法。

2. 查阅资料，对比现有工具，从实训场选择合适的瓶口消毒护理工具及护理仪器，并展示其用法。

二、制订手卫生护理方案

1. 总结已学知识，查阅相关资料，制订手卫生方案，包括准备工作、操作流程、注意事项（七步洗手法、操作中快速洗手）。

2. 总结已学知识，查阅相关资料，制订手卫生方案，包括准备工作、操作流程、注意事项（外科刷手）。

三、制订无菌技术方案

1. 总结已学知识，查阅相关资料，制订无菌持物钳法的使用方案，包括准备工作、操作流程、注意事项。

2. 总结已学知识，查阅相关资料，制订无菌容器法的使用方案，包括准备工作、操作流程、注意事项。

3. 总结已学知识,查阅相关资料,制订无菌包的使用方案,包括准备工作、操作流程、注意事项。

4. 总结已学知识,查阅相关资料,制订铺无菌盘的方案,包括准备工作、操作流程、注意事项。

5. 总结已学知识,查阅相关资料,制订倒取无菌溶液的方案,包括准备工作、操作流程、注意事项。

6. 总结已学知识,查阅相关资料,制订戴、脱无菌手套的方案,包括准备工作、操作流程、注意事项。

四、评价

制订感染防控方案的评价见表2-3-2。

表2-3-2 评价

<table>
<tr><td>班级</td><td colspan="2"></td><td>组别</td><td></td><td colspan="2">姓名</td><td></td></tr>
<tr><td>项次</td><td colspan="2">项目要求</td><td>配分</td><td>评分细则</td><td>自评得分</td><td>小组评价</td><td>教师评价</td></tr>
<tr><td rowspan="10">1. 素养(40)</td><td rowspan="4">纪律情况(15)</td><td>按时到岗,不早退</td><td>5</td><td>违反规定,每次扣5分</td><td></td><td></td><td rowspan="4"></td></tr>
<tr><td>积极思考回答问题</td><td>5</td><td>根据上课统计情况得1~5分</td><td></td><td></td></tr>
<tr><td>三有一无(有本、笔、书,无手机)</td><td>5</td><td>违反规定每项扣3分</td><td></td><td></td></tr>
<tr><td>执行教师命令</td><td>0</td><td>此为否定项,违规酌情扣10~100分,违反校规按校规处理</td><td></td><td></td></tr>
<tr><td rowspan="3">职业道德(10分)</td><td>能与他人合作</td><td>3</td><td>不符合要求不得分</td><td></td><td></td><td rowspan="3"></td></tr>
<tr><td>主动帮助同学</td><td>3</td><td>能主动帮助同学得3分
被动得1分</td><td></td><td></td></tr>
<tr><td>追求完美</td><td>4</td><td>对工作精益求精且效果明显得4分
对工作认真得3分
其余不得分</td><td></td><td></td></tr>
<tr><td rowspan="2">5S(10分)</td><td>桌面、地面整洁</td><td>5</td><td>自己的工位桌面、地面整洁无杂物,得5分
不合格不得分</td><td></td><td></td><td rowspan="2"></td></tr>
<tr><td>物品定置管理</td><td>5</td><td>按定置要求放置得5分
其余不得分</td><td></td><td></td></tr>
<tr><td colspan="2">快速阅读能力(5分)</td><td>5</td><td>能快速准确明确任务要求并清晰表达得5分
能主动沟通在指导后达标得3分
其余不得分</td><td></td><td></td><td></td></tr>
<tr><td>2. 职业能力(40分)</td><td>制定护理方案(40)</td><td>制订出合理的清洁、消毒、灭菌以及手卫生、无菌技术护理方案</td><td>40</td><td>能制定出合理的护理方案40分
部分合理得10~30分
不合理不得分</td><td></td><td></td><td></td></tr>
</table>

续表 2-3-2

<table>
<tr><td>班级</td><td colspan="2"></td><td>组别</td><td></td><td colspan="2">姓名</td><td></td></tr>
<tr><td>项次</td><td colspan="2">项目要求</td><td>配分</td><td>评分细则</td><td>自评得分</td><td>小组评价</td><td>教师评价</td></tr>
<tr><td rowspan="4">3. 工作页完成情况（20 分）</td><td rowspan="4">按时完成工作页</td><td>及时提交</td><td>5</td><td>按时提交 5 分，迟交不得分</td><td></td><td></td><td rowspan="4"></td></tr>
<tr><td>内容完成程度</td><td>5</td><td>按完成情况分别得 1～5 分</td><td></td><td></td></tr>
<tr><td>回答准确率</td><td>5</td><td>视准确率情况分别得 1～5 分</td><td></td><td></td></tr>
<tr><td>有独到的见解</td><td>5</td><td>视见解程度分别得 1～5 分</td><td></td><td></td></tr>
<tr><td colspan="5">总分</td><td></td><td></td><td></td></tr>
<tr><td colspan="5">加权平均（自评 20%，小组评价 30%，教师评价 50%）</td><td colspan="3"></td></tr>
<tr><td colspan="4">教师签字：</td><td colspan="4">组长签字：</td></tr>
<tr><td colspan="8">请你根据以上打分情况，对本任务当中的工作和学习状态进行总体评述（从素养的自我提升方面、职业能力的提升方面进行评述，分析自己的不足之处，描述对不足之处的改进措施）</td></tr>
<tr><td colspan="8">教师指导意见：</td></tr>
</table>

知识链接

护理管理与医院感染的预防控制

目的：探讨医院感染发生的原因及护理管理工作在预防控制医院感染发生中的重要性。方法：健全的制度与措施，抓好重点科室管理，预防控制院内感染的发生率。结果：通过培训工作及护理管理工作的进一步加强，重点科室的管理，院内感染的发生率明显降低。结论：加强医院护理工作的管理，能降低医院感染率，有效预防和控制院内感染的发生。医院感染也称医院获得性感染，是指住院患者在医院获得的感染，包括住院期间发生的感染或在医院内获得出院不久发生的感染，但不包括病人在入院前已经开始的或入院时已处于潜伏期中的感染,医院感染的主要对象是住院病人和医院工作人员,医院感染的预防控制是当前医院管理中的一个重要内容,是医疗护理质量的综合体现。

1. 医院感染的原因

(1)滥用抗生素:大量抗菌药的不合理应用是造成院内感染的重要因素,滥用抗生素可造成患者菌群失调而发生感染。

(2)大量使用侵入性手段:侵入性操作如导尿、妇科阴道检查、人工流产、气管切开、气管插管、内镜检查、静脉给药、深浅静脉置管等所用的器械、物体表面、医务人员的手、空气等污染或消毒不彻底或无菌操作不严格,均可导致院内交叉感染。

(3)无菌操作不严格:医护人员每天为患者进行各种操作,要求的都很严格,如戴口罩、帽子、洗手、穿相应的工作服等,这些如果执行的不严,都可能引起感染。医护人员、患者的手污染是造成院内感染的重要传播途径。由于医护人员接触患者污染的物品机会多,易将病原体通过手传递给其他患者或用品,造成间接污染,医护人员接触患者后不认真洗手消毒,就可成为输送病原体的工具。此外操作用具混合使用,可造成患者间病原体的直接传染。

(4)易感人群:易感人群是指容易发生感染的人群,其发生感染的危险比一般人大得多,如年老体弱、慢性病患者、放化疗患者。

2. 护理管理工作在控制医院感染中的重要作用

医院感染的预防控制离不开护理管理,完善的护理制度和正确的操作程序,是控制医院管理的关键。护士是医院感染的预防者和控制者,护理工作在医院感染中发挥着重要的作用,在预防和控制医院感染的全过程中,护理管理者及护理人员是预防和控制医院感染的主力。世界卫生组织提出有效控制医院感染的关键措施为消毒、灭菌、无菌技术、隔离、合理使用抗生素,以及检测效果评价。这些无一不与护理工作密切相关,实际上这些预防、控制医院感染的手段,就是护理工作的基础。

3. 医院感染的预防控制措施

(1)加强组织建设,健全医院感染管理体系:加强组织领导,建立健全医院感染管理体系是预防医院感染的前提。我院是一所集医疗、教学为一体的三级甲等综合医院,医院领导高度重视医院感染管理工作,并将医院感染管理、预防控制纳入医院综合目标管理之中。按照卫生部的规定,我院成立了医院感染管理委员会,设立医院感染管理科,各科室成立医院感染管理小组,组成了完整的三级医院感染监控体系,明确了其各自在医院感染管理中的职能,实行分级目标管理,责任层层落实,严格考核,同时搞好医院感染管理工作,完成医院感染管理预定的目标。

(2)加强医院感染知识的培训,强化感染控制意识:医护人员在预防医院感染中起着决定性作用,因为所有的操作都是由他们完成的。如何提高医护人员的意识是关键。通过培训等手段,所有的医护人员都认识到医院感染给医院、病人、家属、社会造成的多方面影响,认识到他们如果能认真执行每一项规章制度就可能少给病人造成一次感染的机会,如认真洗手、严格消毒、每次处置时戴口罩、严格的按照要求进行消毒、灭菌,该穿隔离衣时就换隔离衣等,这些认识提高了,危险因素也就相应减少。医院感染随之减少了,病人也就安全了。

(3)加强护士的自我防护意识:护理人员医院感染发生率占医务人员医院感染发生率的50%以上,护理人员在工作中极易遭受感染,因此须严格的做好防护,使自身避免疾病的危害。护理人员在日常的工作中,不仅要认真做好本职工作,更应该认真执行标准预防和保护性隔离措施,加强个人职业防护,在发生锐器刺伤时,紧急处理,减少医务人员医院感染发生率。

(4)严格消毒灭菌:严格消毒灭菌是预防医院感染的一项重要措施,作为医务工作者,人人都应重视消毒灭菌这个环节,严格消毒灭菌观念,使医院感染率降到最低。

(5)合理使用抗生素:要有的放矢,根据患者的病情合理选用,在应用抑制免疫疗法时要采取相应的保护措施,如先治疗慢性病灶防止自身感染,定期检查白细胞与其他监测,提供药物预防等。严格掌握抗生素使用的时机、给药剂量的大小、疗程的长短、是否联合用药等。

(6)加强管理:加强易感科室、重点科室的管理如手术室、内镜室、重症监护室、血液透析室、产房、新生儿病房、口腔科、烧伤病房等都是易发生医院感染的科室,必须对其加强管理。

总之,护理工作在医院感染中发挥着重要的作用,预防和控制医院感染是一项保障患者安全、提高医疗护理质量以及维护医务人员职业健康的重要工作。现代医学模式的变革和进步,给护理工作提出了更新更高的要求,因此护理人员要有较好的业务技术素质和较强的责任感,加强护理工作的管理,最大限度地减少医院感染的机会,有效控制和预防院内感染的发生。

活动四　无菌操作技术

本活动将进行6课时，可通过五步完成，第一步掌握铺无菌盘法，第二步掌握无菌持物钳法，第三步掌握无菌容器法，第四步掌握倒取无菌溶液法，第五步掌握戴、脱无菌手套法。具体工作步骤及要求见表2-4-1。

表2-4-1　具体工作步骤及要求

序号	工作步骤	要求	课时	备注
1	铺无菌盘法	能正确铺无菌盘，做到不跨越无菌区	2	
2	使用无菌持物钳法	能正确使用无菌持物钳夹取物品	1	
3	使用无菌容器法	能正确使用无菌容器，正确取放	1	
4	倒取无菌溶液法	能正确倒取无菌溶液，做到不跨越无菌区	1	
5	戴、脱无菌手套	能正确戴、脱无菌手套，做到不跨越无菌区	1	

一、无菌操作技术方法

以小组为单位，按已制定好的方案进行操作，其他小组按表2-4-2无菌持物钳操作考核评分标准给予打分。

表2-4-2　无菌持物钳操作考核评分标准

项目	总分	技术操作要求	评分等级				得分	备注
			A	B	C	D		
仪表	5	仪表端庄、服装整洁，无长指甲	5	4	3	2		
操作前准备	10	用物：无菌持物钳（或镊）、无菌容器1个（药缸）、一次性无菌手套、治疗盘2个、无菌包（换药碗1个），无菌巾包（内有无菌巾1块），无菌溶液、无菌棉签，纱布1块（擦净瓶身时用）、安尔碘、弯盘1个、启瓶器、小毛巾1块、速干手消毒剂1瓶	7	4	2	0		
		环境：清洁、宽敞、符合无菌操作要求，适合无菌操作（口述），物品摆放合理	3	2	1	0		

续表 2-4-2

项目	总分	技术操作要求	评分等级				得分	备注
			A	B	C	D		
铺无菌盘法	21	检查无菌巾包有效期、包内化学指示物是否变色均匀、包布是否清洁、有无破损、潮湿,方法得当	3	2	1	0		
		打开无菌巾包,方法正确,无污染,检查包内化学指示物是否变色均匀,夹取无菌巾置于治疗盘内,按原折痕包好,注明开包时间	3	2	1	0		
		双手捏住无菌巾外层两角,打开无菌巾,无菌巾不得高于肩以上和低于腰以下,无污染,双折铺于治疗盘内	3	2	1	0		
		扇形折叠无菌包,开口变向外,无污染,手法正确	3	2	1	0		
		同时打开无菌巾包方法相同,检查无菌治疗碗包有效期	3	2	1	0		
		打开无菌包布无污染,放换药碗至无菌盘内,手法正确,物品放置合理,不跨越无菌区	3	2	1	0		
		无菌巾边缘对齐开口向上两折、侧边向下一折,无污染,手法正确,注明铺盘时间	3	2	1	0		
使用无菌持物钳法	15	取用无菌持物钳,钳端闭合垂直取出持物钳,未触及容器内壁和容器口边缘,使用无菌持物钳时,保持钳(镊)端向下,就近夹取无菌物品。放无菌持物钳时,钳端闭合向下,垂直藏入,未触及容器内壁及边缘	15	10	7	0		
使用无菌容器法	15	检查无菌容器的标签,灭菌日期,开盖平移,放置稳妥	6	4	2	0		
		从无菌容器中取物品时,应将盖全部打开,避免无菌物品、无菌持物钳触及容器内壁及边缘,用毕及时盖严	9	6	3	0		
倒取无菌溶液	17	擦净瓶身后,洗手。查对液体名称、剂量、有效日期、瓶口有无松动、瓶身有无裂痕、溶液有无沉淀、混浊、絮状物、变质(需对光、倒置、摇晃,检查瓶身倒置眼前一半是溶液一半是瓶签)	4	3	2	0		
		正确检查棉签有效日期、包装,取棉签方法正确,沾消毒液适宜、持棉签手法正确且无污染、未跨越无菌区,消毒瓶口方法正确(顺逆时针消毒各一遍),开瓶塞的方法正确,无污染	4	3	2	0		
		标签放于掌心冲瓶口,再由原处倒出所需液置于无菌容器内,瓶口高低适宜,无遗漏溅出,未跨越无菌区。	5	3	2	0		
		取用后立即盖好瓶塞,消毒瓶口、方法正确,记录开瓶日期、时间	4	3	2	0		

续表 2-4-2

项目	总分	技术操作要求	评分等级				得分	备注
			A	B	C	D		
戴、脱无菌手套	17	核查无菌手套尺码,有效期,外包装有无破损,打开手套外包装,无污染	4	3	2	0		
		取出两只手套,拇指对合,将一只手伸入手套内戴好,手指插入另一只手套翻边内戴好	4	3	2	0		
		双手对合交叉调整手套位置,将手套翻边扣套在工作服衣袖外面,无污染	5	3	2	0		
		脱手套时戴手套的手应低于腰部以下,用一只手捏住另一只手套腕部外面翻转脱下	4	3	2	0		
总分	100							

二、评价

表 2-4-3 评价

班级			组别		姓名		
项次	项目要求		配分	评分细则	自评得分	小组评价	教师评价
1. 素养（40 分）	纪律情况（15 分）	按时到岗,不早退	5	违反规定,每次扣 5 分			
		积极思考回答问题	5	根据上课统计情况得 1 ~5 分			
		三有一无(有本、笔、书,无手机)	5	违反规定每项扣 3 分			
		执行教师命令	0	此为否定项,违规酌情扣 10 ~100 分,违反校规按校规处理			
	职业道德（10 分）	能与他人合作	3	不符合要求不得分			
		主动帮助同学	3	能主动帮助同学得 3 分 被动得 1 分			
		追求完美	4	对工作精益求精且效果明显得 4 分 对工作认真得 3 分 其余不得分			

续表 2-4-3

<table>
<tr><td>班级</td><td colspan="2"></td><td>组别</td><td></td><td colspan="2">姓名</td><td></td></tr>
<tr><td>项次</td><td colspan="2">项目要求</td><td>配分</td><td>评分细则</td><td>自评得分</td><td>小组评价</td><td>教师评价</td></tr>
<tr><td rowspan="3">1. 素养
(40 分)</td><td rowspan="2">5S
(10 分)</td><td>桌面、地面整洁</td><td>5</td><td>自己的工位桌面、地面整洁无杂物,得 5 分
不合格不得分</td><td></td><td></td><td rowspan="2"></td></tr>
<tr><td>物品定置管理</td><td>5</td><td>按定置要求放置得 5 分
其余不得分</td><td></td><td></td></tr>
<tr><td colspan="2">快速阅读能力(5 分)</td><td>5</td><td>能快速准确明确任务要求并清晰表达得 5 分
能主动沟通在指导后达标得 3 分
其余不得分</td><td></td><td></td><td></td></tr>
<tr><td rowspan="2">2. 职业能力
(40 分)</td><td>场地及设备准备(10 分)</td><td>能正确选择护理工具及设备,按要求准备场地</td><td>10</td><td>能正确实用工具照护得 10 分
部分正确得 1 ~ 5 分
不正确不得分</td><td></td><td></td><td></td></tr>
<tr><td>无菌技术操作(30 分)</td><td>能正确操作无菌技术,手法正确且无污染、未跨越无菌区</td><td>30</td><td>能正确操作得 30 分
部分正确得 10 ~ 20 分
不正确不得分</td><td></td><td></td><td></td></tr>
<tr><td rowspan="4">3. 工作页完成情况
(20 分)</td><td rowspan="4">按时完成工作页</td><td>及时提交</td><td>5</td><td>按时提交 5 分,迟交不得分</td><td></td><td></td><td rowspan="4"></td></tr>
<tr><td>内容完成程度</td><td>5</td><td>按完成情况分别得 1 ~ 5 分</td><td></td><td></td></tr>
<tr><td>回答准确率</td><td>5</td><td>视准确率情况分别得 1 ~ 5 分</td><td></td><td></td></tr>
<tr><td>有独到的见解</td><td>5</td><td>视见解程度分别得 1 ~ 5 分</td><td></td><td></td></tr>
<tr><td colspan="5">总分</td><td></td><td></td><td></td></tr>
<tr><td colspan="5">加权平均(自评 20%,小组评价 30%,教师评价 50%)</td><td colspan="3"></td></tr>
<tr><td colspan="4">教师签字:</td><td colspan="4">组长签字:</td></tr>
<tr><td colspan="8">请你根据以上打分情况,对本任务当中的工作和学习状态进行总体评述(从素养的自我提升方面、职业能力的提升方面进行评述,分析自己的不足之处,描述对不足之处的改进措施)</td></tr>
<tr><td colspan="8">教师指导意见:</td></tr>
</table>

知识链接

霍乱弧菌

1883 年,埃及发生了一次瘟疫大流行,一批批的病人相继死亡,共计 58 500 人。患者往往起病急,出现严重的腹泻和呕吐,米泔水样(rice water)腹泻物。若得不到及时救治,常常在短时间内因全身脱水、肌肉痉挛和周围循环衰竭造成休克而死。

德国细菌学家科赫通过尸体解剖和镜检,从肠道乳白色液体中发现了外形短小、略有弯曲、拖曳细小尾部而形如逗号的霍乱弧菌。通过水、食物、生活接触和苍蝇等传播而进入人体的“逗号”,导致了霍乱(图 2-4-1,图 2-4-2)。

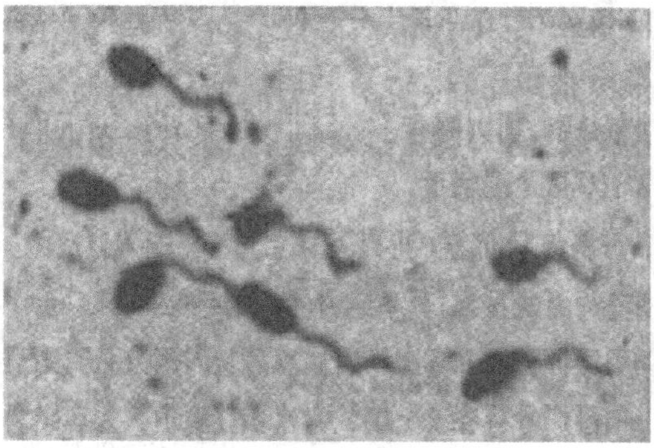

图 2-4-1 霍乱弧菌

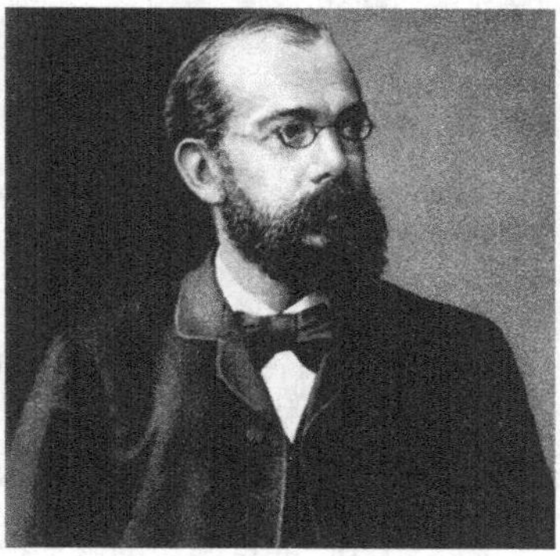

图 2-4-2 科赫

1. 生物学特征

(1)形态与染色:革兰氏染色阴性,弧菌,排列如鱼群状。单端鞭毛,运动活泼。可取呕吐或腹泻物,做悬滴法活菌检查,可见细菌呈穿梭状或流星雨样运动。加入鞭毛血清(抗鞭毛抗体),运动终止(制动试验阳性)(图 2-4-3)。

(2)培养特性:耐碱怕酸,最适 pH 值为 8.8 ~9.2,可在无盐环境中生长,常用碱性蛋白胨水或碱性琼脂平板培养。主要定植于小肠。

(3)抗原构造与分群:H 抗原(无特异性);O 抗原:分群。

O-1 群：古典生物型和 EL Tor 生物型，引起霍乱。

非 O-1 群：O2～O138，引起散发性胃肠炎。

O-139 群：1992 年新发现，毒力更强，引起霍乱。

（4）电镜下霍乱弧菌见图 2-4-4。

迄今，已发生过 7 次霍乱大流行。1900 年，印度因霍乱死亡 80 余万人，创下印度单年霍乱死亡人数纪录。

2. 致病性

（1）致病物质：鞭毛（运动，穿过肠黏液层），菌毛（黏附至小肠黏膜上皮细胞表面微绒毛处），霍乱肠毒素。

（2）所致疾病：霍乱。患者吞食细菌后 2～3 d，突然出现剧烈的腹泻与呕吐（上吐下泻），每小时失水量可达 1 L，腹泻物呈米泔水样，导致严重脱水，电解质紊乱，代谢性酸中毒，肾衰竭，休克。如未经治疗，病死率高达 60%。

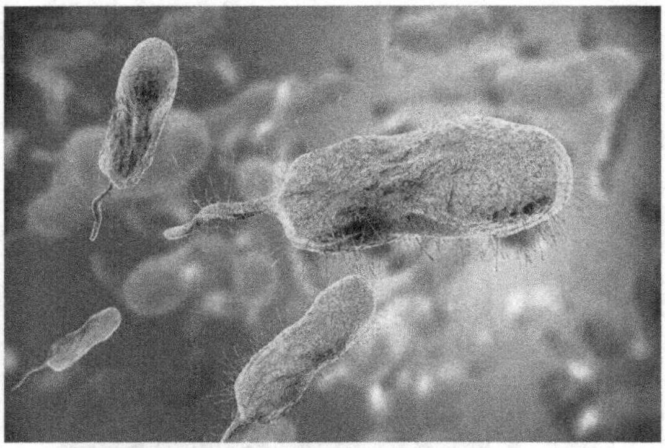

图 2-4-3 霍乱弧菌的微生物结构

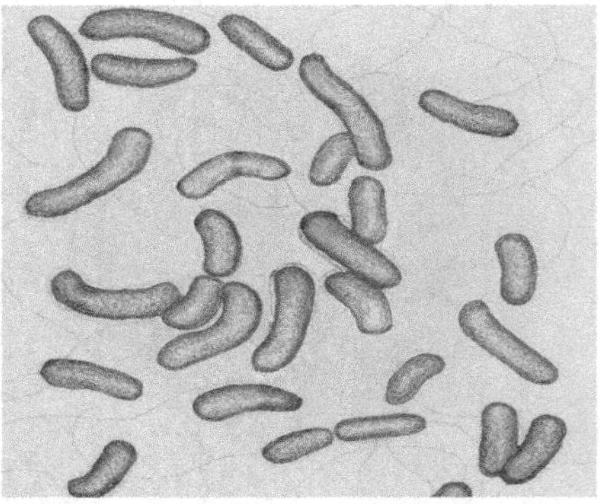

图 2-4-4 电镜下霍乱弧菌

3. 微生物学检查法

（1）标本：呕吐物、米泔水样粪便。

（2）直接镜检：革兰氏染色阴性弧菌。悬滴法观察细菌运动活泼，呈穿梭状。制动试验阳性。

（3）分离培养与鉴定：标本先接种至碱性蛋白胨水增菌，再做分离培养和革兰氏染色镜检。

4. 防治原则

（1）治疗的关键措施：及时补充水分和电解质。

（2）预防措施：

甲类传染病：鼠疫和霍乱。

应在 2 h 内向 CDC 报告，强制性隔离，加强国际性检疫。

乙类传染病，但纳入甲类管理：人感染高致病性禽流感、SARS（传染性非典型肺炎、严重急性呼吸综合征）、肺炭疽。

乙类传染病：麻疹、获得性免疫缺陷综合征（艾滋病）。

易感者：人类是霍乱弧菌的唯一易感者。

传染源：患者和带菌者。

传播途径：消化道，水、食物（海产品）。

活动五 总结与拓展

本活动将进行2课时，可通过五步完成，第一步总结清洁、消毒、灭菌基础知识，第二步总结手卫生相关知识，第三步总结无菌技术的技能要点，第四步总结隔离技术要点，第五步进行同类任务拓展练习和实施关键技能强化。具体工作步骤及要求见表2-5-1。

表2-5-1 具体工作步骤及要求

<table>
<tr><th>序号</th><th>工作步骤</th><th>要求</th><th>课时</th><th>备注</th></tr>
<tr><td>1</td><td>总结清洁、消毒、灭菌基础知识</td><td>能快速准确收集整理资料，并在规定的时间完成老师所给予的任务</td><td rowspan="2">1</td><td></td></tr>
<tr><td>2</td><td>总结手卫生相关知识</td><td>能快速准确收集整理资料，并在规定的时间完成老师所给予的任务</td><td rowspan="3"></td></tr>
<tr><td>3</td><td>总结无菌技术的技能要点</td><td>能准确全面总结无菌技术的技能要点</td><td rowspan="3">1</td></tr>
<tr><td>4</td><td>总结隔离技术要点</td><td>能准确全面总结隔离技术要点</td></tr>
<tr><td>5</td><td>进行同类任务拓展练习和实施关键技能强化</td><td>通过同类任务拓展练习实施关键技能强化</td><td></td></tr>
</table>

一、总结清洁、消毒、灭菌基础知识

1. 解释清洁、消毒、灭菌的定义。

2. 说出紫外线灯等消毒的注意事项。

3. 列举养老机构常用物品的消毒灭菌方法。

4. 说出化学消毒剂的使用原则及使用方法。

二、总结手卫生相关知识

1. 解释什么是手卫生、洗手、卫生手消毒、外科手消毒。

2. 医务人员手卫生指征包括哪些?

3. 医院常用的消手液有哪些? 都有什么作用?

三、总结无菌技术的技能要点

1. 以小组为单位写出详细的七步洗手法的步骤,包括准备工作、操作流程、注意事项。

2. 个人写出详细的戴、脱无菌手套的步骤,包括准备工作、操作流程、注意事项。

3. 以小组为单位写出取用无菌溶液的详细步骤，包括准备工作、操作流程、注意事项。

4. 以小组为单位写出详细的无菌持物钳使用的步骤，包括准备工作、操作流程、注意事项。

四、总结隔离技术要点

1. 隔离的种类及措施。

2. 以小组为单位写出穿、脱隔离衣的步骤，包括准备工作、操作流程、注意事项。

五、进行同类任务拓展练习实施关键技能强化

耐甲氧西林金黄色葡萄球菌(MRSA)是医院及社区感染的主要病原菌之一,被称为“超级细菌”抗生素的滥用,对 MRSA 的流行起了一定的扩散作用。它主要通过手接触传播,被污染的医疗用品、器械亦可传播。具有很高的发病率和病死率。

请思考:

1. MRSA 的传染链是什么?

2. 如何有效预防感染?

3. 请制订预防 MRSA 的方案。

六、评价

无菌操作技术的评价见表2-5-2。

表2-5-2 评价

班级			组别		姓名		
项次	项目要求		配分	评分细则	自评得分	小组评价	教师评价
1. 素养（40分）	纪律情况（15分）	按时到岗，不早退	5	违反规定，每次扣5分			
		积极思考回答问题	5	根据上课统计情况1～5分			
		三有一无（有本、笔、书，无手机）	5	违反规定每项扣3分			
		执行教师命令	0	此为否定项，违规酌情扣10～100分，违反校规按校规处理			
	职业道德（10分）	能与他人合作	3	不符合要求不得分			
		主动帮助同学	3	能主动帮助同学得3分 被动得1分			
		追求完美	4	对工作精益求精且效果明显得4分 对工作认真得3分 其余不得分			
	5S（10分）	桌面、地面整洁	5	自己的工位桌面、地面整洁无杂物，得5分 不合格不得分			
		物品定置管理	5	按定置要求放置得5分 其余不得分			
	快速阅读能力（5分）		5	能快速准确明确任务要求并清晰表达得5分 能主动沟通在指导后达标得3分 其余不得分			

续表 2-5-2

班级			组别		姓名		
项次	项目要求		配分	评分细则	自评得分	小组评价	教师评价
2. 职业能力（40 分）	总结清洁、消毒、灭菌基础知识(5 分)	能快速准确收集整理资料，并在规定的时间完成老师所给与的任务	5	能全部掌握得 5 分 部分掌握得 1 ~ 3 分 不清楚不得分			
	总结手卫生相关知识（5 分）	能快速准确收集整理资料，并在规定的时间完成老师所给与的任务	5	能全部掌握得 5 分 部分掌握得 1 ~ 3 分 不清楚不得分			
2. 职业能力（40 分）	总结无菌技术的技能要点(5 分)	能准确全面总结无菌技术的技能要点	5	能全部掌握得 5 分 部分掌握得 1 ~ 3 分 不清楚不得分			
	同类任务拓展练习（25 分）	学生以小组为单位进行分组，按制作好的照护方案实施	13	能良好实施 13 分 部分实施得 5 ~ 10 分 不实施不得分			
		学生展示实施成果并讲解操作要点、注意事项	12	能完全展示得 12 分 部分展示得 5 ~ 10 分 不展示不得分			
3. 工作页完成情况（20 分）	按时完成工作页	及时提交	5	按时提交 5 分，迟交不得分			
		内容完成程度	5	按完成情况分别得 1 ~ 5 分			
		回答准确率	5	视准确率情况分别得 1 ~ 5 分			
		有独到的见解	5	视见解程度分别得 1 ~ 5 分			
总分							
加权平均（自评 20%，小组评价 30%，教师评价 50%）							
教师签字：				组长签字：			
请你根据以上打分情况，对本任务当中的工作和学习状态进行总体评述（从素养的自我提升方面、职业能力的提升方面进行评述，分析自己的不足之处，描述对不足之处的改进措施）							
教师指导意见：							

任务三 清洁照护

学习目标

1. 认识老年人的个人清洁照护的流程。
2. 能使用相关工具对老年人进行全面的个人清洁卫生护理。
3. 能使用工具查阅资料，形成主动解决问题的习惯。
4. 能正确认识健康护理工作，进一步形成爱岗敬业的态度。

任务书

【情景案例】

刘奶奶，65 岁，脑血栓后留下了半身不遂的后遗症，长期卧床，由于儿女工作较忙疏于照顾将刘奶奶托于护理院照护。刘奶奶平素爱美、爱干净，正值夏天，天气较热。测量生命体征：T 36.5 ℃，P 80 次/min，R 20 次/min，BP 150/100 mmHg。

请思考下列问题：

1. 如何根据刘奶奶的情况进行个人清洁卫生照护？

2. 在对刘奶奶进行照护时,有哪些注意事项?

3. 除了个人清洁照护外,你将如何做刘奶奶的心理疏导工作?

活动名称及课时分配

活动序号	活动名称	课时安排	备注
1	获取任务	4	
2	资料收集	6	
3	制订清洁照护方案	6	
4	个人清洁护理	10	
5	总结与拓展	4	

活动一　获取任务

本活动将进行4课时，通过该活动，我们需要掌握老年人个人清洁卫生护理的内容，我们要明确“老年人个人清洁照护”任务的工作要求。获取任务，可通过两步完成，第一步认识老年人个人清洁卫生护理内容，第二步分析病历，学习并掌握老年人个人清洁卫生护理内容，完成任务获取。具体工作步骤及要求见表3-1-1。

表3-1-1　具体工作步骤及要求

序号	工作步骤	要求	课时	备注
1	认识老年人个人清洁卫生护理内容	能快速准确明确任务要求并清晰表达，在教师要求的时间内完成	2	
2	分析病历	能快速准确明确任务要求并清晰表达，在教师要求的时间内完成	2	

一、认识老年人个人清洁照护内容

1. 为什么要为老年人进行卫生清洁？有何意义？（以小组为单位进行头脑风暴，并上台展示）

2. 为满足老年人清洁卫生的需求，主要应从以下几个方面对老年人进行照护：____________、____________、____________、______________。

3. 应重点照护刘奶奶的是哪几个方面？为什么？

二、分析病历

1. 脑血栓指的是什么？

2. 半身不遂指的是什么？

3. 以小组为单位查阅资料，并展示长期卧床的老人容易出现哪些问题。

4. 找出 2～3 个任务书中的关键词，并根据关键词分析对刘奶奶进行照护时的注意项目。

三、评价

清洁照护的评价见表3-1-2。

表3-1-2　评价

班级			组别		姓名		
项次	项目要求		配分	评分细则	自评得分	小组评价	教师评价
1. 素养（40分）	纪律情况（15分）	按时到岗，不早退	5	违反规定，每次扣5分			
		积极思考回答问题	5	根据上课统计情况得1～5分			
		三有一无（有本、笔、书，无手机）	5	违反规定每项扣3分			
		执行教师命令	0	此为否定项，违规酌情扣10～100分，违反校规按校规处理			
	职业道德（10分）	能与他人合作	3	不符合要求不得分			
		主动帮助同学	3	能主动帮助同学得3分 被动得1分			
		追求完美	4	对工作精益求精且效果明显得4分 对工作认真得3分 其余不得分			
	5S（10分）	桌面、地面整洁	5	自己的工位桌面、地面整洁无杂物，得5分 不合格不得分			
		物品定置管理	5	按定置要求放置得5分 其余不得分			
	快速阅读能力（5分）		5	能快速准确明确任务要求并清晰表达得5分 能主动沟通在指导后达标得3分 其余不得分			

续表 3-1-2

<table>
<tr><td>班级</td><td colspan="2"></td><td>组别</td><td></td><td colspan="2">姓名</td><td></td></tr>
<tr><td>项次</td><td colspan="2">项目要求</td><td>配分</td><td>评分细则</td><td>自评得分</td><td>小组评价</td><td>教师评价</td></tr>
<tr><td rowspan="2">2. 职业能力（40 分）</td><td>认识老年人个人清洁卫生护理内容（20 分）</td><td>能正确查找老年人个人清洁卫生护理内容</td><td>20</td><td>能全部掌握得 20 分
部分掌握得 10～20 分
不清楚不得分</td><td></td><td></td><td></td></tr>
<tr><td>分析病历（20 分）</td><td>根据病例得出有用信息</td><td>20</td><td>能全部掌握得 20 分
部分掌握得 10～20 分
不清楚不得分</td><td></td><td></td><td></td></tr>
<tr><td rowspan="4">3. 工作页完成情况（20 分）</td><td rowspan="4">按时完成工作页</td><td>及时提交</td><td>5</td><td>按时提交 5 分，迟交不得分</td><td></td><td></td><td rowspan="4"></td></tr>
<tr><td>内容完成程度</td><td>5</td><td>按完成情况分别得 1～5 分</td><td></td><td></td></tr>
<tr><td>回答准确率</td><td>5</td><td>视准确率情况分别得 1～5 分</td><td></td><td></td></tr>
<tr><td>有独到的见解</td><td>5</td><td>视见解程度分别得 1～5 分</td><td></td><td></td></tr>
<tr><td colspan="5">总分</td><td></td><td></td><td></td></tr>
<tr><td colspan="5">加权平均（自评 20%，小组评价 30%，教师评价 50%）</td><td colspan="3"></td></tr>
<tr><td colspan="4">教师签字：</td><td colspan="4">组长签字：</td></tr>
<tr><td colspan="8">请你根据以上打分情况，对本任务当中的工作和学习状态进行总体评述（从素养的自我提升方面、职业能力的提升方面进行评述，分析自己的不足之处，描述对不足之处的改进措施）</td></tr>
<tr><td colspan="8">教师指导意见：</td></tr>
</table>

知识链接

脑血栓

脑血栓形成是脑梗死最常见的类型，是脑动脉主干或皮质支动脉粥样硬化导致血管增厚、管腔狭窄闭塞和血栓形成，引起脑局部血流减少或供血中断，脑组织缺血、缺氧导致软化坏死出现局灶性神经系统症状。

一、流行病学

我国1986—1990年大规模人群调查显示，脑卒中发病率为(109.7～217)/10万，患病率为(719～745.6)/10万，死亡率为(116～141.8)/10万。男性发病率高于女性，男女之比为(1.3～1.7)∶1。缺血性脑卒中如图3-1-1。

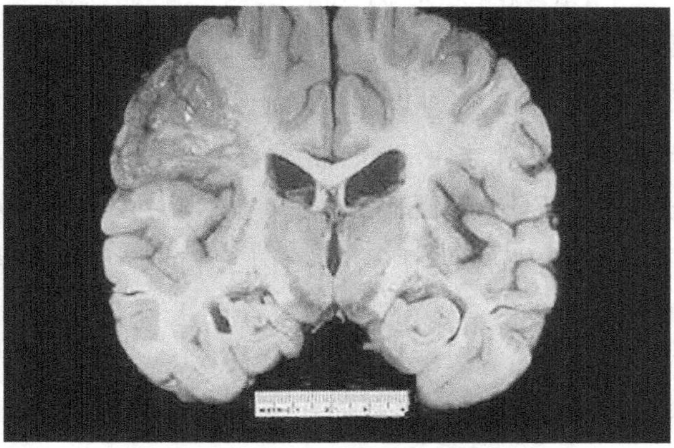

图3-1-1 缺血性脑卒中

二、病因

1. 动脉粥样硬化是本病常见病因，导致动脉粥样硬化性脑梗死，常伴高血压病，与动脉粥样硬化互为因果，糖尿病和高脂血症也可加速动脉粥样硬化的进程。

2. 红细胞增多症、血小板增多症、血栓栓塞性血小板减少性紫癜、弥散性血管内凝血、镰状细胞贫血等血液系统疾病引起者少见；脑淀粉样血管病、烟雾病(moyamoya disease)、肌纤维发育不良和颅内外(颈动脉、颅内动脉和椎动脉)夹层动脉瘤等罕见。

3. 某些脑梗死病例虽经影像学检查证实，但很难找到确切病因，可能的病因包括脑血管痉挛、来源不明的微栓子、抗磷脂抗体综合征蛋白C和蛋白S异常、抗凝血酶Ⅲ缺乏、纤溶酶原激活物不全释放伴发高凝状态等。

三、临床类型

1. 依据症状体征演进过程分类

(1)完全性卒中发生缺血性卒中后神经功能缺失症状体征较严

重，进展较迅速，常于数小时内（<6 h）达到高峰。

（2）进展性卒中在缺血性卒中发病后神经功能缺失症状较轻微，但呈渐进性加重，直至出现较严重的神经功能缺损。文献报道其发生率为16% ~43%。有的患者家属不了解脑梗死的这种特点，还误以为是药物导致病情加重。

2. 依据临床表现特别是神经影像学检查证据分类

（1）大面积脑梗死通常是颈内动脉主干、大脑中动脉主干或皮质支完全性卒中，表现病灶对侧完全性偏瘫偏身感觉障碍及向病灶对侧凝视麻痹。椎-基底动脉主干梗死可见意识障碍、四肢瘫和多数脑神经麻痹等呈进行性加重，出现明显的脑水肿和颅内压增高征象，甚至发生脑疝，病情危重，有可能危及生命。

（2）分水岭脑梗死（CWSI）是相邻血管供血区分界处或分水岭区局部缺血，也称边缘带脑梗死。多因血流动力学障碍所致，典型发生于颈内动脉严重狭窄或闭塞伴全身血压降低时，亦可源于心源性或动脉源性栓塞。

（3）出血性脑梗死是脑梗死灶的动脉坏死使血液漏出或继发出血，常见于大面积脑梗死后。

（4）多发性脑梗死是2个或2个以上不同供血系统脑血管同时闭塞引起的脑梗死。

四、临床表现

脑血栓形成多在安静或睡眠中发病，部分病例有短暂性脑缺血发作（TIA）前驱症状如肢体麻木无力等，突然出现偏侧上下肢麻木无力、口眼歪斜、言语不清等症状。

五、检查

1. 实验室检查

（1）腰椎穿刺检查脑脊液：脑脊液是流通于大脑和脊髓表面的一种清亮液体。只在不能做CT检查而临床又难以区别脑梗死与脑出血时进行，通常脑压及脑脊液常规正常。

（2）生化检查主要是查找脑血管病的危险因素，如脂代谢紊乱、高血糖、高同型半胱氨酸血症等。

2. 辅助检查

（1）神经影像学检查：①头部CT，多数病例发病24 h后头部CT逐渐显示低密度梗死灶。发病后2 ~15 d可见均匀片状或楔形的明显低密度灶，大面积脑梗死伴脑水肿和占位效应出血性梗死呈混杂密度。但有时 CT 不能显示脑干、小脑的较小梗死灶(图 3-1-2)。②头部 MRI，MRI 可清晰显示早期缺血性梗死、脑干及小脑梗死，静脉窦血栓形成等。梗死后数小时即出现 T1 低信号、T2 高信号病灶，出血性梗死显示其中混杂 T1 高信号。功能性 MRI 弥散加权成像(DWI)可早期诊断缺血性卒中，发病 2 h 内即显示缺血病变为早期治疗提供重要信息。③脑血管造影(DSA)，可发现血管狭窄及闭塞部位，显示动脉炎、烟雾病、动脉瘤和动静脉畸形等。

(2)经颅多普勒(TCD)可发现颈动脉及颈内动脉狭窄、动脉粥样硬化斑或血栓形成。超声心动图检查可发现心脏附壁血栓、心房黏液瘤和二尖瓣脱垂。

(3)颈动脉及锁骨下动脉彩超可发现局部的斑块及狭窄。强回声及等回声斑块为稳定斑块，低回声及混合回声斑块为不稳定斑块。不稳定斑块容易导致脑梗死。斑块的性质比斑块的大小及管腔狭窄程度更重要。斑块的厚度比斑块的长度更重要。斑块越厚对血流的影响越大。

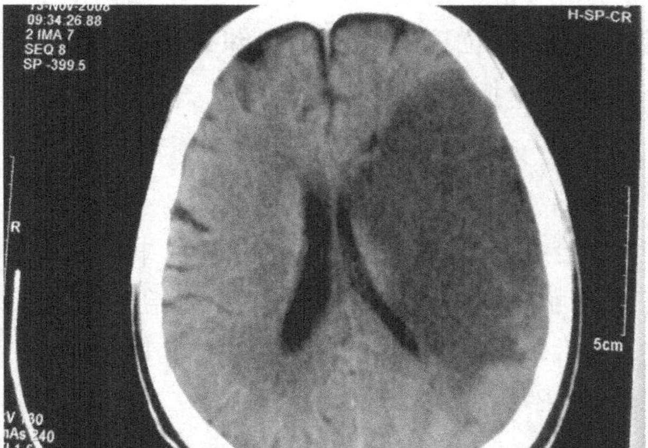

图 3-1-2 脑梗死影像学特征

六、诊断

1. 诊断依据 中年以上有高血压及动脉硬化病史或者家族史，突然发病，一至数天内出现脑局灶性损害的症状体征，并可归因于某颅内动脉闭塞综合征，临床应考虑急性血栓性脑梗死可能。

2. CT 或 MRI 检查 发现梗死灶可以确诊。有明显感染或炎症性疾病史的年轻患者需考虑动脉炎的可能。

七、鉴别诊断

脑出血或蛛网膜下腔出血:脑梗死有时颇似小量脑出血的临床表现,但活动中起病、病情进展快、高血压史、头痛等常提示脑出血或蛛网膜下腔出血,CT检查一般可以区分。有时小量的蛛网膜下腔出血CT也无明显异常,需要进行腰椎穿刺检查进行鉴别。

八、并发症

1. 肺部感染　是主要并发症之一,重症卧床患者常合并肺部感染。

2. 上消化道出血　是脑血管病的严重并发症之一,即应激性溃疡。发生机制为下视丘和脑干病变所致,现在认为与视丘下前部、后部灰白结节及延髓内迷走神经核有关。自主神经中枢在视丘下部,但其高级中枢在额叶眶面海马回及边缘系统,消化道出血的机制与脑梗死累及上述部位有关。

3. 压疮　即皮肤压迫性溃疡,主要是躯体长期不变动位置,而致局部皮肤及组织受到压迫时间过长而发生缺血、坏死的一系列表现。脑血管病患者,由于高龄患者较多,肢体瘫痪长期卧床,活动不便,容易对骨隆起等部位压迫使局部组织缺血坏死溃烂而形成压疮。

4. 情绪异常　包括抑郁状态和焦虑状态。

九、治疗

1. 药物治疗　急性期药物治疗原则。

(1)超早期治疗指首先使公众提高脑卒中的急症和急救意识,了解超早期治疗的重要性和必要性。发病后立即就诊,若无禁忌证,力争在3~6 h治疗时间窗内溶栓治疗,并降低脑代谢,控制脑水肿及保护脑细胞,挽救缺血半暗带。

(2)个体化治疗指根据病人年龄、缺血性卒中类型、病情程度和基础疾病等采取最适当的治疗。

(3)防治并发症如感染、脑心综合征、下丘脑损伤、卒中后焦虑或抑郁症、抗利尿激素分泌异常综合征和多器官衰竭等。

(4)整体化治疗指采取支持疗法对症治疗和早期康复治疗;对卒中危险因素如高血压、糖尿病和心脏病等及时采取预防性干预措施,减少复发率和降低病残率。

2. 外科治疗　幕上大面积脑梗死有严重脑水肿占位效应和脑

疝形成征象者,可行开颅减压术;小脑梗死使脑干受压导致病情恶化的病人通过抽吸梗死小脑组织和后颅窝减压术可以挽救生命。

3. 康复治疗　应早期进行并遵循个体化原则制定短期和长期治疗计划,分阶段、因地制宜地选择治疗方法,对病人进行针对性体能和技能训练以降低致残率增进神经功能恢复,提高生活质量和重返社会。

十、预后

脑血栓形成比脑出血的病死率低而致残率高。随年龄增长病死率明显上升,平均病死率为25%左右,常见死因是脑疝、多脏器衰竭、继发感染及心肺功能不全。幸存者中病残率亦较高,大约20%的幸存者在1~2年内再次复发。所以一旦得了脑血栓,一定要终生服药预防复发,并且一定要在专业医生的指导下服用药物。

十一、预防

脑血栓多发生于50岁以上的中老年人,多伴有高血压、高血脂、高血糖、肥胖等疾病。

1. 注意控制血压　将血压控制在一定的水平上,但也注意不要将血压降得过低。因为低血压可引起脑供血不足,易导致脑血管栓塞。

2. 积极治疗基础疾病　对于已有高血脂、糖尿病、短暂性脑缺血发作以及冠心病病史者,应长期预防治疗。

3. 不吸烟与少饮酒　平时尽量不吸烟、不大量饮酒。

4. 定期检查　最好每半年检查1次血脂和颈动脉超声。

5. 健康饮食　如肥胖者应限制主食的摄入量,控制体重;少吃或不吃动物脂肪和动物内脏,如肥肉、肥肠、肚,因这些食品含有很高的胆固醇及饱和脂肪酸,容易加重动脉硬化;适当吃优质蛋白质,如牛奶、鸭、鱼类、蛋类(少吃蛋黄)、豆制品,少吃猪、牛、羊肉,且以瘦肉为好;多吃富含维生素的食品,如富含维生素C的新鲜水果、蔬菜等;富含维生素B_6的豆制品、乳类、蛋类;富含维生素E的绿叶蔬菜、豆类等;饮食应以清淡为主,避免过咸,最好不吃咸菜。因为吃得过咸,容易引起高血压。

6. 其他　避免劳累、熬夜、生气,保持大便通畅。劳累上火容易导致便秘,可进食苦瓜等食物,也可间断服用中成药。

活动二 资料收集

本活动将进行6课时,可通过四步完成,第一步收集口腔疾病相关知识,第二步收集皮肤疾病相关知识,第三步收集泌尿生殖系统解剖、生理相关知识,第四步总结提炼有用资源。具体工作步骤及要求见表3-2-1。

表3-2-1 具体工作步骤及要求

序号	工作步骤	要求	课时	备注
1	收集口腔疾病相关知识	能快速准确收集整理口腔疾病相关知识,并能按照具体要求回答问题,在教师要求的时间内完成	2	
2	收集皮肤疾病相关知识	能快速准确收集整理皮肤疾病相关知识,并能按照具体要求回答问题,在教师要求的时间内完成	1	
3	收集泌尿生殖系统解剖、生理相关知识	能快速准确收集整理泌尿生殖系统解剖、生理相关知识,并能按照具体要求回答问题,在教师要求的时间内完成	2	
4	总结提炼有用资源	结合病历和收集资料能准确提炼有用资源	1	

一、收集口腔疾病相关知识

1. 牙痛是较常见的口腔问题,可由________、__________、__________、__________等口腔疾病引起。保持口腔清洁卫生平时可从哪几个方面入手,具体如何实施?

2. 对牙齿有害的食物有________、__________、__________、__________等。对牙齿和口腔有益的食物有___________、__________、__________、__________等。

3. 根据年龄及人群的不同，应该如何选择合适的牙膏、牙刷？

4. 引起牙周炎的病因有________、________、________等。牙周炎的临床表现有____。

用来治疗牙周炎的药物有____。

5. 义齿（图3-2-1）的意义及分类有哪些？

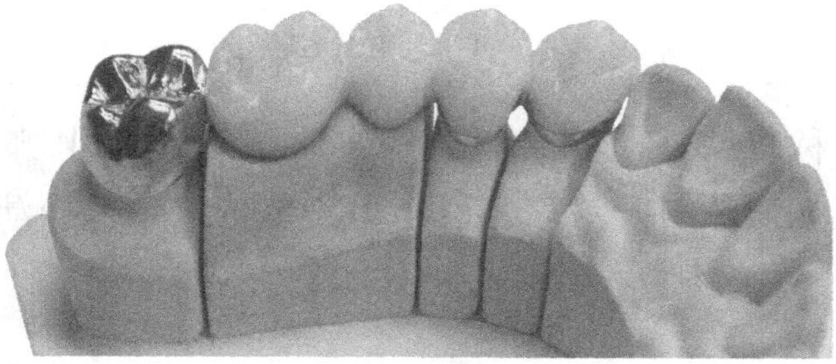

图3-2-1 义齿

二、收集皮肤疾病相关知识

1. 举例说明，对皮肤有益的食物有哪些？举例说明，对皮肤有益的生活习惯有哪些？以小组为单位以广告形式呈现。

2. 举例说明，对皮肤有害的食物有哪些？举例说明，对皮肤有害的生活习惯有哪些？以小组为单位以宣传单形式呈现。

3. 痤疮的原因有__________、__________、__________等。临床表现有__________、__________、__________等，如何预防和治疗？以小组为单位以小品形式呈现。

4. 脚癣是一种皮肤真菌病，俗称__________，经常由哪些原因引起？临床表现有哪些？如何预防及治疗？以小组为单位以角色扮演形式呈现。

5. 带状疱疹是由______________引起的，临床表现有哪些？如何预防及治疗？以小组为单位以电视讲座形式呈现（图 3-2-2）。

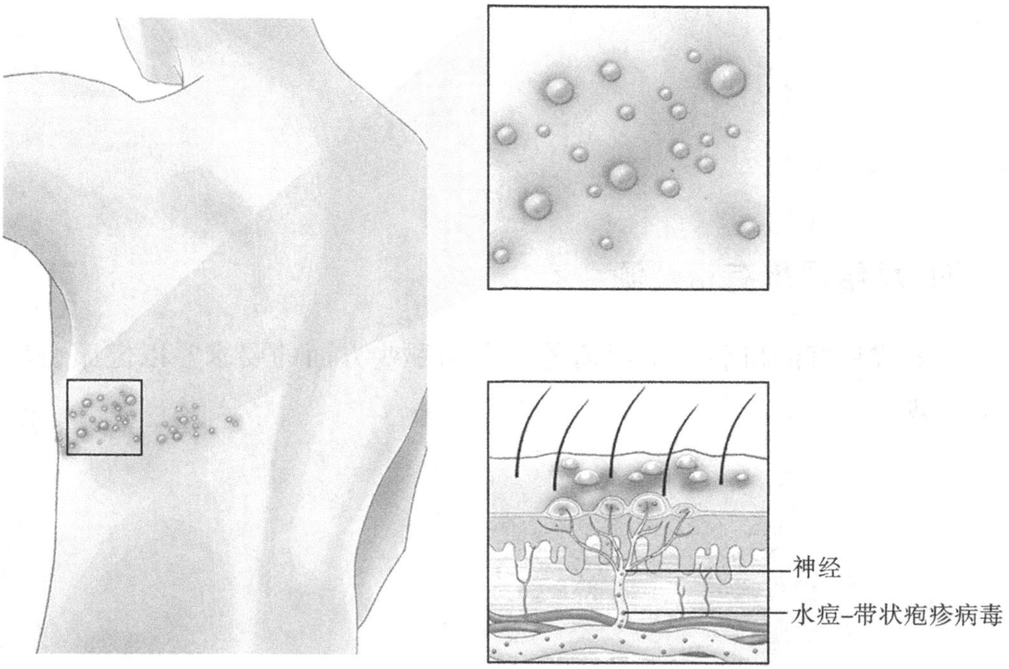

图 3-2-2　带状疱疹

三、收集泌尿生殖系统解剖、生理相关知识

1. 画出男性泌尿系统和女性泌尿系统，并说出两者的区别。

2. 会阴部包括哪些器官？

3. 男性尿道和女性尿道哪个更容易发生感染？说出原因。

四、总结提炼有用资源

1. 养成良好的口腔卫生习惯需要做到哪些方面的要求？以健康讲座的形式呈现。

2. 如何保护皮肤,使皮肤及每个附属器官都更健康？以 PPT 形式呈现。

3. 义齿应该如何清洁与存放？以小品形式呈现。

五、评价

表 3-2-2　评价

班级			组别		姓名		
项次	项目要求		配分	评分细则	自评得分	小组评价	教师评价
1. 素养（40 分）	纪律情况（15 分）	按时到岗，不早退	5	违反规定，每次扣 5 分			
		积极思考回答问题	5	根据上课统计情况得 1 ~5 分			
		三有一无（有本、笔、书，无手机）	5	违反规定每项扣 3 分			
		执行教师命令	0	此为否定项，违规酌情扣 10 ~ 100 分，违反校规按校规处理			
	职业道德（10 分）	能与他人合作	3	不符合要求不得分			
		主动帮助同学	3	能主动帮助同学得 3 分 被动得 1 分			
		追求完美	4	对工作精益求精且效果明显得 4 分 对工作认真得 3 分 其余不得分			
	5S（10 分）	桌面、地面整洁	5	自己的工位桌面、地面整洁无杂物，得 5 分 不合格不得分			
		物品定置管理	5	按定置要求放置得 5 分 其余不得分			
	快速阅读能力（5 分）		5	能快速准确明确任务要求并清晰表达得 5 分 能主动沟通在指导后达标得 3 分 其余不得分			

续表 3-2-2

<table>
<tr><td>班级</td><td colspan="2"></td><td>组别</td><td></td><td colspan="2">姓名</td><td></td></tr>
<tr><td>项次</td><td colspan="2">项目要求</td><td>配分</td><td>评分细则</td><td>自评得分</td><td>小组评价</td><td>教师评价</td></tr>
<tr><td rowspan="4">2. 知识与能力(40 分)</td><td>收集口腔疾病相关知识(10 分)</td><td>常见口腔疾病的认识</td><td>10</td><td>能全部掌握得 10 分
部分掌握得 3 ~ 5 分
不清楚不得分</td><td></td><td></td><td rowspan="4"></td></tr>
<tr><td>收集皮肤疾病知识(10 分)</td><td>常见皮肤疾病的认识</td><td>10</td><td>能全部掌握得 10 分
部分掌握得 3 ~ 5 分
不清楚不得分</td><td></td><td></td></tr>
<tr><td>收集泌尿生殖系统知识(10 分)</td><td>泌尿生殖系统知识的掌握</td><td>10</td><td>能全部掌握得 10 分
部分掌握得 3 ~ 5 分
不清楚不得分</td><td></td><td></td></tr>
<tr><td>总结提炼有用资源(10 分)</td><td>总结所学内容,准确评估</td><td>10</td><td>能全部总结并提炼得 10 分
部分总结并提炼得 5 ~ 7 分
不总结并提炼不得分</td><td></td><td></td></tr>
<tr><td rowspan="4">3. 工作页完成情况(20 分)</td><td rowspan="4">按时完成工作页</td><td>及时提交</td><td>5</td><td>按时提交 5 分,迟交不得分</td><td></td><td></td><td rowspan="4"></td></tr>
<tr><td>内容完成程度</td><td>5</td><td>按完成情况分别得 1 ~ 5 分</td><td></td><td></td></tr>
<tr><td>回答准确率</td><td>5</td><td>视准确率情况分别得 1 ~ 5 分</td><td></td><td></td></tr>
<tr><td>有独到的见解</td><td>5</td><td>视见解程度分别得 1 ~ 5 分</td><td></td><td></td></tr>
<tr><td colspan="5">总分</td><td></td><td></td><td></td></tr>
<tr><td colspan="5">加权平均(自评 20%,小组评价 30%,教师评价 50%)</td><td colspan="3"></td></tr>
<tr><td colspan="4">教师签字:</td><td colspan="4">组长签字:</td></tr>
<tr><td colspan="8">请你根据以上打分情况,对本任务当中的工作和学习状态进行总体评述(从素养的自我提升方面、职业能力的提升方面进行评述,分析自己的不足之处,描述对不足之处的改进措施)</td></tr>
<tr><td colspan="8">教师指导意见:</td></tr>
</table>

知识链接

口腔保健

一、口腔疾病及保健

口腔疾病是一种常见病,口腔溃疡,牙周病,牙髓病,磨损,上颌前突,青少年牙周炎,舌病,唇病,龋齿,唇裂,四环素牙,单纯性牙周炎,口腔念珠菌病,腭裂等都属于常见的口腔疾病。

口腔疾病是口腔在外界理化因子的损害、病原的侵入、牙颌面发育异常以及全身性疾病等情况下出现的病理现象。口腔疾病的种类很多,在原发于口腔的疾病中,"蛀牙"是最常见的口腔疾病,但也可以防治。根据最新的口腔疾病流行病调查报告显示,近年来我国全民的口腔健康状况虽然得到逐步改善,但蛀牙、牙周疾病等高发疾病的防治形势仍十分严峻,口腔病患病率高达97.6%。

1. 龋齿　在口腔疾病中最常见的当属龋齿了,龋齿的形成过程见图3-2-3。

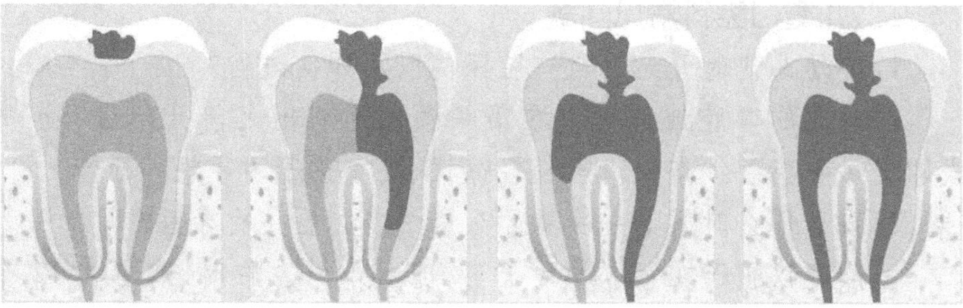

图3-2-3　龋齿的形成

防治方法:防治龋齿要定期进行口腔检查,并及时矫正龋齿,还可以选取各种氟类保健品,尤其是科学使用氟化牙膏,它对龋齿的防治效果最好。不吃或少吃含糖分过高的食物,不喝或少喝含糖分过高的饮料,喝完饮料后要马上漱口。

2. 口腔异味　口腔异味的成因有很多,它会给我们的生活带来许多烦恼。

防治方法:加强口腔清洁、防止细菌在口腔内的滋生,但更重要的是通过调理身体环境、补充适量的维生素,尤其是维生素C来预防和及时治疗口腔疾病。只有这样,才能从根本上杜绝引发口腔异味的根源。

3. 牙痛　牙痛是一种常见疾病。表现为牙龈红肿、遇冷热刺激痛、面颊部肿胀等。牙痛大多由牙龈炎和牙周炎、龋齿或折裂牙导致牙髓感染所引起。

防治方法:注意口腔卫生,养成"早晚刷牙,饭后漱口"的良好习惯。发现蛀牙,及时治疗。睡前不吃糖、饼干等淀粉之类的食物。多吃清胃火及清肝火的食物。忌酒及易导致上火的食品。不吃过硬食物,少吃过酸、过冷、过热食物。

4. 牙龈出血　发炎的牙龈呈深红色,水肿,触之易出血,其原因有许多:牙石的刺激、选择和使用的牙刷不正确等。

防治方法:应及时清除结石,选用新型保健牙刷,并采用竖刷法。还要经常检查口腔,保持口腔卫生,防止牙龈出血。

平常应注意保持口腔清洁,常用淡盐水漱口,戒除烟酒,生活起居有规律,保证充足的睡眠。坚持体育锻炼,饮食清淡,多吃蔬菜水果,少食辛辣、厚味的刺激性食品,保持大便通畅。妇女经期前后要注意休息,保持心情愉快,避免过度疲劳,多饮水等。

二、儿童口腔科常见问题

1. 婴幼儿何时开始日常口腔保健以及如何进行?

婴幼儿的口腔清洁可以在第一颗乳牙萌出之前开始进行。方式即父母手指缠纱布蘸清水轻轻擦拭、按摩孩子的牙龈和牙齿。

2. 孩子什么时候第一次看牙? 应该多久看一次牙医?

一般建议孩子在第一颗牙长出,即6个月左右时,或者在12个月之前进行第一次口腔检查。第一次口腔检查也是孩子熟悉口腔诊疗环境和医务工作者的开始,一次愉快的经历可以避免或者减少将来的牙科治疗恐惧。一般建议孩子每3~6个月进行一次口腔检查,龋齿多发儿童应该缩短检查的间隔。

3. 什么时候开始使用牙刷和牙膏?

从长第一颗牙开始,就可以选择一支软毛小头的牙刷给孩子清洁牙齿,但不必使用牙膏,因孩子幼小,容易误吞牙膏。在3岁左右,可以开始给孩子使用含氟牙膏,豌豆大小足已。

4. 儿童可以使用牙线吗?

可以。3岁之后的孩子牙齿邻接面龋齿发生率显著增加,正确使用牙线可以有效降低邻面龋的发生。

5. 饮食上应该注意些什么问题才能有效预防龋齿?

蔗糖是龋病发生的重要致病因素,所以应该严格控制孩子饮食中含蔗糖的甜食部分,尤其是甜食摄入的频率;针对婴幼儿,则应该尽量减少夜间喂奶和避免含奶瓶睡觉。

6. 目前预防龋齿的方法都有哪些?

预防龋病的最有效的办法是正确的刷牙和使用牙线。另外,良好的饮食习惯,减少甜食的摄入量和摄入频率是维护牙齿健康的基础;涂氟、含氟漱口水和窝沟封闭也是有效的预防龋齿的方法。

7. 窝沟封闭是必须做的吗?

大量的研究表明,窝沟封闭可以有效降低龋齿的发生率。恒牙中的磨牙在刚刚萌出的时候表面多数有深而窄的窝沟,很难清理干净,从而易患龋病,而磨牙是人口腔中咀嚼功能的主要组成,未经治疗的龋病经常会导致严重的问题,所以应该在萌出后及时到儿童口腔科就诊,由专科医师判断是否需要进行窝沟封闭。如果有需要,一般第一恒磨牙在6~8岁,第二恒磨牙在11~13岁。乳牙一般不进行窝沟封闭,但如果孩子的患龋风险较高,医生也会视情况对乳磨牙进行窝沟封闭。

8. 有人说乳牙终要替换,治疗没有意义?

这种说法不对。乳牙虽然最终要替换,但乳牙的功能会因为龋齿而受到影响,比如咀嚼、发音和美观,严重时甚至有可能会影响继替恒牙的发育和萌出,最终导致恒牙列的异常,所以乳牙的龋病也要及时治疗。

9. 乳牙疾病的治疗方法都有哪些?

龋齿,一般一次即可完成充填治疗;龋坏过深累及牙神经的牙齿可能需要进行根管治疗,即俗称的“杀神经”,一般2~3次才可以完成治疗;一般乳牙列的牙齿不齐不需要早期治疗,但通常所说的“地包天”建议早期治疗,3~4岁是合适的矫治时机。

10. 不同阶段儿童应该注意哪些口腔问题?

①乳前牙萌出后要注意防止由于夜间喂奶和含奶瓶睡觉导致的奶瓶龋。②乳磨牙萌出后一是要注意防止咬合面龋的发生,二是邻面龋的发生。③乳牙替换为恒牙期间(6~12岁)是儿童口腔颌面系统发育的关键时期,要注意以下问题:一是上前牙易遭受外伤,受

伤后应及时就诊;二是“六龄齿”的保护与定期检查;另外,在此期间易发生咬合紊乱,应注意及时咨询治疗。

11. 儿童牙齿受伤后该怎么办?

乳牙受伤后有可能由于移位或者牙髓坏死感染而影响继承恒牙的发育,因此要及时就诊;年轻恒牙,一般是上颌中切牙,受伤后易发生牙髓坏死,从而影响牙根的继续发育。至于发生牙齿脱位掉出口腔的情况,应将牙齿保存于牛奶、生理盐水或者唾液中,及时到专科医院就诊,间隔时间越短,受伤牙齿的预后越好。

三、口腔不良习惯

1. 吮指习惯　正常儿童几乎都有吮指习惯,在2~3岁前可视为正常的生理活动,通常4~6岁会自行消失,若在此之后仍然继续,则可能出现牙弓狭窄,上牙前突,前牙咬合不良等情况。

2. 舌习惯　儿童因替牙或龋齿等情况,常用舌尖舔感觉异常的牙齿;一些儿童由于扁桃体肥大等原因将舌前伸以使呼吸道通畅,长时间作用就会形成吐舌或舔牙的习惯。可能造成开合,反合,下前牙出现间隙等情况,若不及早治疗,甚至可能造成骨性畸形。

3. 唇习惯　多发生在6~15岁之间,常由于儿童情绪不好,出现咬唇动作,日久形成唇习惯,女孩多见。可能会造成上下前牙唇向或舌向倾斜,甚至可能出现下颌后缩或反合等骨性畸形。

4. 偏侧咀嚼习惯　常由于一侧后牙有严重龋坏或乳、恒牙早失造成该侧不能咬合,无法进行正常咀嚼,只能用健侧咀嚼食物,久之就形成了偏侧咀嚼习惯。可能造成颜面左右两侧发育不对称,下中线乃至下颌向一侧偏斜。

5. 咬物习惯　多见咬铅笔和啃指甲,还可见咬各种文具及衣服背角等。咬物固定在牙弓的某一部位,常形成局部小开合畸形。

6. 睡眠习惯　儿童睡眠时,常用手、肘或拳头枕在一侧的脸下,有时用手托一侧腮部读书或思考问题,都可能对颌面骨骼的正常发育及面部对称性造成障碍。

7. 不良饮食　长期大量吸烟,也容易诱发本病。吸烟和饮酒是导致口腔癌的最主要危险因素,患口腔癌的危险随着每天吸烟的支数和吸烟的年数而增加,口腔癌发生率的增加与酒的消耗量也呈正比。曾有调查显示,日本男性的烟酒消费量比女性高出约六成,导致其口腔癌死亡率也大幅增加,远高于女性。

龋齿俗称蛀牙，发病率很高。据有关资料显示，龋齿已被世界卫生组织列为与癌症、心脑血管病并列的人类三大重点防治疾病。

“近年来，我们门诊中接诊到的龋齿患者越来越多，青少年尤其是儿童的龋齿患病率更有逐年上升趋势。”某医院口腔科主任告诉记者，龋齿对儿童的健康危害是不容忽视的，除了疼痛、咀嚼困难造成消化不良、乳牙龋牙影响恒牙等危害，还可能会影响牙颌系统发育，造成后天畸形等。

现在很多孩子患有龋齿，都是由于许多不良的习惯引起的，像食物吃得过于精细、甜食吃得过多等。此外，还有一些坏习惯，例如有的孩子爱含饭，但是米饭等食物中含有糖，在口腔停留太久后会分解产生酸，容易腐蚀牙齿，引起龋齿。

不少人认为，只要早晚勤刷牙，就能保护好牙齿。其实，要预防口腔疾病，做到这些还远远不够。甚至生活中许多我们忽略掉的习惯，都是引发口腔疾病的潜在“杀手”。对此，向大家列举了几条常见性错误。

错误一：嘴对嘴亲孩子、嚼烂食物喂给孩子。

龋齿是一种由细菌引起的感染性疾病。现在很多家长很喜欢嘴对嘴亲孩子，或是嚼烂了食物喂给孩子，这都是不可取的。因为细菌会传染，家长的口腔细菌会通过唾液或食物传递给孩子，从而引起孩子龋齿。

错误二：爱用牙签。

很多人都习惯在饭后用牙签剔牙，但牙签质地坚硬，容易刺伤牙龈，造成牙龈出血，甚至引发牙龈炎。因此建议最好使用牙线，牙线既不会造成牙龈出血，而且牙缝间的细小部位也能伸进去，清洁效果更好。

错误三：牙刷长期不更换。

牙刷用久了，不仅牙刷毛会变形可能刺伤牙龈，而且会黏附大量的细菌。建议牙刷最好能每个月换1次，价格不需要很高，只要牙刷毛是柔软的就可以。

错误四：常用漱口水

现在很多人爱用漱口水，甚至用漱口水代替刷牙，这也是不可取的。事实上，对于没有口腔疾病的人来说，并不需要使用漱口水。相反，常用漱口水还会改变正常的口腔环境，引起口腔菌落失调，导致口腔溃疡等二次感染。

古语有云:“明眸皓齿”“唇红齿白”,这些形容词本身就说明了牙齿也是美貌的重要组成部分。对如今的年轻人来说,一口好牙,不仅仅意味着牙齿不痛,吃嘛嘛香,更意味着美观漂亮。

记者了解到,近几年,到医院为牙齿做“美容”的年轻人也越来越多。据某口腔科医生介绍,做矫牙的患者年龄层已降低到了小学。他们的理由并非是牙齿不好用,而是影响了容貌。一些家长带着孩子去做矫正,目的是为了今后找工作能有个高的面试分。甚至有个别年轻女孩来医院,称自己“脸形不好都是因为牙长得不好”,让医生拔了重新种,对于这样的要求,医生一般会先做诊断,如果并非必要,则劝说她们放弃这种想法。

目前,在年轻人中流行的美牙项目除了最基本的牙齿矫正外,还有漂洗、烤瓷、贴面等(图3-2-4)。但从医学角度看,牙齿美容对牙齿的健康也有一定的威胁。医生建议,日常饮食中,有一些食物不仅可以令牙齿变得更加洁白美丽,还能消除恼人的坏口气。比如乳酪,既是钙的良好来源之一,还能避免造成蛀牙,使牙齿更为坚固;再如绿茶,含有大量的氟,具有抗酸防蛀的效果;洋葱中含有的硫化合物也是强有力的抗菌成分。此外,香菇里所含的多糖体也可以抑制口中的细菌制造牙菌斑。

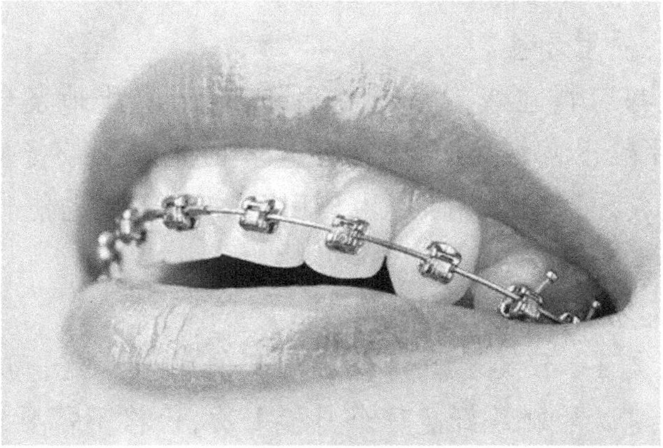

图3-2-4 牙齿美容

四、中老年人口腔保健

1. 塞牙是必然的吗？如何预防？

步入中年后吃饭“塞牙缝”的现象越来越多了,往往在饭后要用牙签剔半天,这是怎么回事呢?

“塞牙缝”的专业名称叫“嵌塞”。又分为“垂直嵌塞”和“水平嵌塞”两种。人过中年,牙齿已经发生明显磨耗,有些锐利的牙尖会像楔子一样,在上下牙对咬时在其相对的牙之间“挤”开一条缝,并将食物“填塞”进去。这就是垂直嵌塞。

老年人由于牙周疾病导致牙龈退缩,原先填满两牙邻间隙的龈乳头萎缩后留下一个空间,食物也可能在咀嚼过程中水平地嵌塞进去。这就是“水平嵌塞”。

如果存在牙列拥挤或稀疏,缺牙后邻牙倾斜、牙周病患牙松动,邻面龋洞充填时未能恢复好接触区等情况时,嵌塞现象就会更频繁地发生。

可以通过去除过锐的牙尖,重新充填龋洞和修复邻面接触等方法减少嵌塞。剔牙时用的牙签应选用较细、质地较柔韧的扁平或楔状牙签,顺牙缝缓慢滑动,不要过猛过快,以免对龈乳头形成机械损伤而使其进一步退缩。

2. 如何正确使用牙签?

正确地使用牙签,可作为每天刷牙的补充,有利于牙齿保健。

剔牙要选择合适的牙签,使用正确的方法。有人塞牙后急于剔除、随便操起什么就剔,如小刀、火柴棍、大头钉、发夹等,这不仅对牙齿和牙周组织有害,还会加大牙齿间的缝隙,造成更加严重的塞牙。

(1)牙签以硬质、光滑无毛刺、横断面扁圆形或三角形为佳,尖端略细。

(2)牙签以45°进入牙齿与牙龈之间。

(3)尖端指向咬合的方向。

(4)顺着每个牙缝的两个牙面慢慢滑动,用力不可过快、过猛。

(5)牙签的侧面紧贴牙面刮动数次。

(6)最后要漱口。

(7)每天一次或每餐后进行。

3. 人老了,牙就必然脱落吗?

中国有句俗话叫“老掉牙了”,用来形容人的年纪大。可见,在大多数中国人的概念里,老年人掉牙是正常的,是生理的正常变化。

事实并非如此。老年人掉牙,主要是由口腔疾患所致,其中主要是由于牙周病和龋齿所造成的。牙周病是牙齿周围组织的慢性病变，能引起牙周支持组织的破坏，最终造成牙齿的松动和脱落。如果在青年期和中年期患上了牙周病，又没有认真治疗，到了老年，牙齿自然就会松动脱落。牙周疾病是我国中老年人牙齿缺失的主要原因。

目前在我国，估计有80%的中老年人患有牙周疾病，所以我国的老年人许多人牙齿不全甚至全口牙齿脱落。

如果龋齿得不到及时治疗，最后也必将拔除造成缺牙现象。

所以说，老年人的牙齿松动脱落并不是一种正常的生理现象，只要注意口腔卫生保健，有了口腔疾病及时认真治疗，到了老年仍然会有一口健康的牙齿。

已经步入老年的朋友们，应注意慎重使用自己的牙齿。注意营养均衡，少吃硬的、较坚韧的食品，防止过度使用加速其松动脱落。

"叩齿"保健。做时可采取端坐位，神思平稳、上下唇微闭合，将上下牙反复地分开合上，相互叩击出声。每日早、中、晚各做1次，每次叩齿100下，叩齿力量以不致引起疼痛不适为度。

注意，如果患有牙周病，某些牙或全口牙已开始松动，就不可以做这种保健运动了。定期口腔健康检查，有条件者最好每3个月检查1次，至少应1年1次，以便发现问题，及时处理。

4. 老年人吃酸为何倒牙？如何防治？

一吃酸、冷食物就"倒牙"，也就是疼痛、咬东西酸软无力，这在医学上称为"牙齿敏感症"。

这种"倒牙"现象是如何发生的呢？

人的牙齿是由牙釉质、牙本质、牙骨质以及牙髓组成的。牙釉质在牙冠的最外层，是人体中最硬的物质。当人步入中老年后，牙釉质层逐渐被磨耗掉了，里面的牙本质层开始暴露在外。由于牙齿最内层的牙髓中的神经末稍分布在牙本质中，所以遇到酸、冷这些刺激因素，神经就会产生酸痛的感觉。

此外，中老年人因自然年龄因素或因牙周病，造成牙龈萎缩，牙齿颈部和根部外露，这些部位都是牙骨质层覆盖的地方，离神经近，也容易受到刺激造成疼痛。

某些人刷牙方法不正确，用"拉锯式"横刷，时间久了会在牙颈部刷出一道"V"形沟，称为"楔状缺损"。由于楔状缺损的底部靠近牙髓神经，所以酸、冷都会对神经造成刺激。

这种倒牙现象如何防治呢？

患有牙敏感症的中老年人应及时去医院检查治疗。如果是因楔状缺损造成的，要及时补上患牙。如果是因为磨耗造成的，则应进行脱敏治疗。在牙敏感区涂些含氟的药品或用防酸牙膏刷牙也可起到一定效果。

此外，刷牙时应选用牙刷毛比较软、刷头较小的保健牙刷，采用正确的刷牙方法，以免造成新的楔状缺损。最好选用含氟牙膏，可以预防牙齿敏感症和根面龋的发生。

食物疗法也能起到一些作用，如咀嚼茶叶、生核桃仁，在牙敏感区涂些大蒜等。

5. 老年人刮舌苔有什么坏处？

有些老年人在早晨或晚上刷完牙后，喜欢用“舌刮子”刮舌苔，说是可以使呼吸更清新，其实这种习惯并不好。

在人的舌头上，长有许许多多极小的“舌乳头”，舌乳头中又有可以辨别各种味道的“味蕾”。有了这些味蕾，人才能分辨出什么是甜、酸、苦、辣（图3-2-5）。

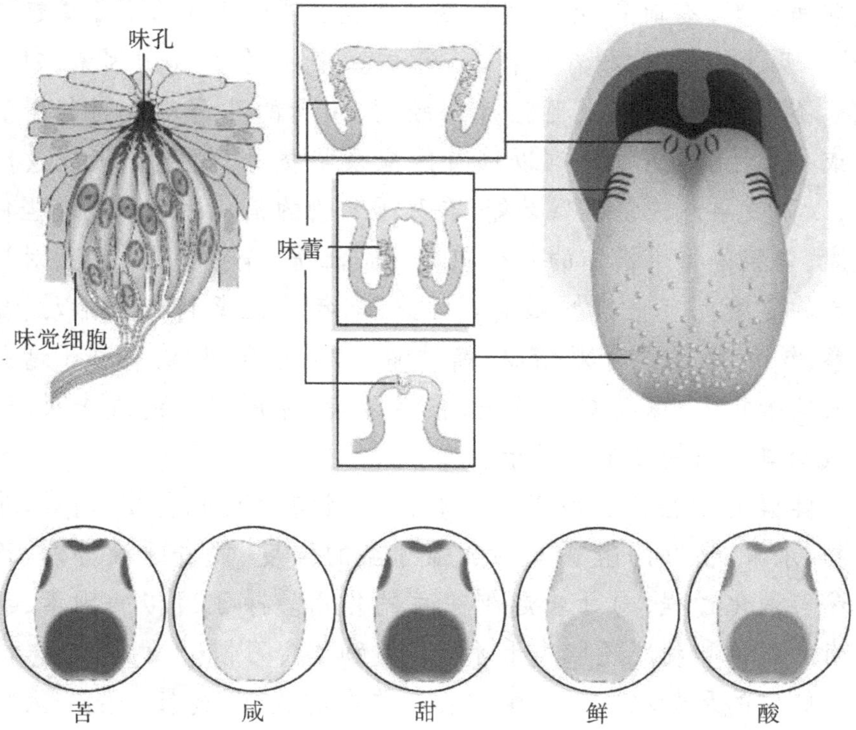

图3-2-5　舌乳头

舌苔是舌乳头代谢过程中脱落的角化上皮，混杂着一些食物残渣、唾液等形成的。舌苔会随着人的说话、吞咽等，不断地脱落更新。

如果经常用舌刮子刮舌苔，很容易刮伤舌乳头，刺激味蕾，造成舌背部发木，味觉减弱的现象，所以最好不要刮舌苔。

在刷完牙后，用较软的牙刷轻轻地刷刷舌苔，同样可以起到使呼吸清新的作用。

五、老年人口腔保健基本要求

口腔是维持生命的重要器官，口腔健康与长寿有着密切关系。因此，老年人更应重视口腔卫生保健，注意防治口腔病，才能有益于延年益寿。①保持口腔清洁，老年人牙齿间隙加大，容易留有食物残渣，如不及时清洗就会变质，繁殖细菌腐蚀牙齿，刺激口腔黏膜，所以老年人必须保持饭后漱口，早晚刷牙的卫生习惯，刷牙时还可轻轻刷一刷舌面，及时清除口腔中的污垢，减少细菌繁殖。口腔卫生清洁一定要全面而且要天天坚持，不可中断。吸烟不但污染口腔，还影响味觉，必须戒除。②及时治疗口腔病，镶好义齿，根据口腔病的发生发展规律，人们应该每年进行1次口腔检查，老年人则应该每隔半年检查1次，有些牙病不能自己发现，如牙根的龋损，以及口腔癌前病变等，有时需做病理检查。俗话说“牙痛不算病，痛起要人命”。龋齿的孔洞，积存食物，滋生细菌，是潜在的致病因素，对全身健康不利。因此，应及时治疗口腔病，龋齿的孔洞应及时修补。残根或残冠已腐蚀严重，难以修补的应及早拔除，缺失牙齿应及时镶牙，以便及早地恢复咀嚼功能，有利于食物的消化吸收。③增强体质健康，口腔是整个机体的一个重要组成部分，全身健康状态，对口腔牙齿的健康也有直接的影响。因此，老年人应坚持户外活动，打太极拳，练气功，保持乐观情绪、精神愉快、营养合理，均有利于增强老年人的抵抗力，保持口腔清洁，推迟牙齿、牙周组织的衰老过程，从而减少口腔病的发生有易于长寿。

健康的牙齿能让我们无所顾忌地咀嚼较硬的食物、肉类、生的食物、水果，良好的咀嚼能够加强牙龈的强度、促进唾液分泌，而它们参与消化过程，对牙齿起到杀菌的作用。除了遗传的因素，我们牙齿的颜色和硬度还取决于牙齿保健和饮食习惯。

健康的牙齿取决于均衡饮食。均衡的饮食，适量分配一天中的各餐（为了避免吃零食，一天中应安排四餐：早餐、午餐、晚餐和点心时间）对坚固牙齿十分有利。事实上，这有利于我们的牙齿更好的抵抗刺激：釉质侵蚀、龋齿……。生鲜食物，例如胡萝卜、红皮白萝卜或者苹果在被咀嚼的时候，在牙齿表面进行摩擦，实际上起到了清洁牙齿的作用。此外，脂类、某些蛋白质、矿物质，还有维生素 D 具有抗菌作用，限制釉质无机盐排出。

零食，特别是那些“软”食品、碳水化合物食品，或者酸性食品（苏打水、水果、果汁），通常会增加龋齿的危险。糖分可以转化为酸，而酸可能破坏牙齿表面的釉质。如果有条件，在每次吃完食物之后要仔细的清洁牙齿。如果没有条件，也可以认真漱口或者嚼一块无糖的口香糖。事实上，任何唾液流量的增加都降低了龋齿的危险性。要指出的是过量饮用咖啡、茶和吸烟过量可能使牙齿发黄。

奶制品让牙齿更坚固。它们是我们所需要的钙质和磷质的最好来源，牙齿釉质和牙根支撑骨的主要矿物质材料。我们应该饮用牛奶，最好不要喝甜饮料。奶制品还带来了钙质、磷质和维生素 D，后者将增加钙和磷的吸收。最后，酪蛋白——奶中主要的蛋白质，能限制牙齿釉质无机盐排出过多。过去人们的做法是：在吃过甜点之后才吃奶酪，借助酪蛋白的限制作用和奶中的脂类，减少因碳水化合物分泌出的酸。

多喝天然矿泉水。天然矿泉水满足了人体对于氟的需求量。氟可以增加牙齿的釉质，坚固牙齿，保护牙齿免受微生物的侵蚀。大多数矿泉水每升中含 0.3 mg 的氟，但是也有的每升含量高达 8 mg。我们在餐桌上还可以见到氟化盐。对于孕妇和儿童，还可用氟制成的药片。在茶水、海鱼和某些蔬菜如菠菜、红皮白萝卜也含有氟质。但是，过量的摄入氟质（每日多于2 mg）可能会使牙齿变黑。

利用巧克力和无糖口香糖的好处。可可中含有丹宁酸、氟质和磷酸钙。这三种物质都参与保护牙齿的工作。在无糖口香糖中，蔗糖为甜味的多元醇所取代，不会导致龋齿：木糖醇发挥杀菌的作用，有利于减少牙斑。

为啥牙刷比马桶盖脏？

北大医院口腔科副主任医师冯驭驰表示，口腔本身就是一个有菌环境，口腔内的食物残渣、软垢等，都是利于细菌繁殖的“培养基”。而牙刷软毛中，除了牙膏，也可能会有食物残渣、软垢等藏身其中,因而会比较容易滋生细菌。冯医生表示,实验中牙刷上的细菌是致病菌的可能性不大,虽然菌落数量很多,但一般对人体不会造成什么影响。他表示,造成牙周炎等口腔类疾病的细菌绝大多数为厌氧菌(图3-2-6,图3-2-7),并非实验培养出来的霉菌或者酵母菌等,因此大家大可不必担心。但冯医生提醒大家,牙刷要及时消毒或者更换新的。常见日用品的细菌培养结果为:①牙刷数以千计;②洗碗布数以千计;③切菜用的案板为565;④拖鞋为329;⑤床下的灰尘为39;⑥棉被被芯为31;⑦门把手为25;⑧马桶盖为5;⑨马桶圈下为2。相对于从牙刷上提取的那些密密麻麻的细菌菌落,马桶盖和马桶圈下提取的细菌菌落则少得可怜。“那是因为现在马桶用的材料一般都具有一定的抗菌性,细菌很难附着在上面,更不用说在那里生长繁殖,所以降低了细菌滋生的机会。反而是牙刷,由于长时间不更换,再加上环境潮湿,给了细菌繁殖之机。”阮教授说。

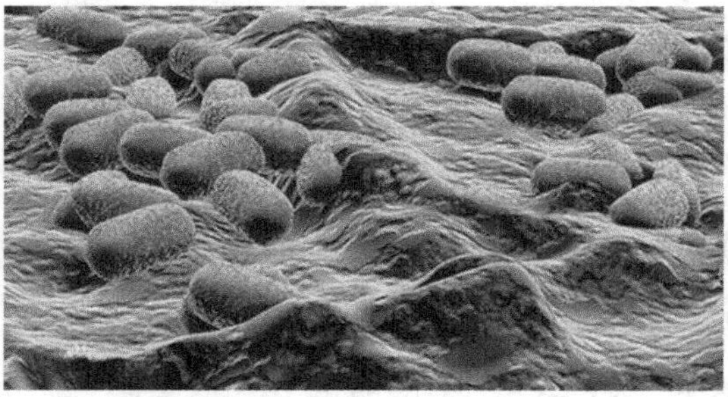

图3-2-6 厌氧菌

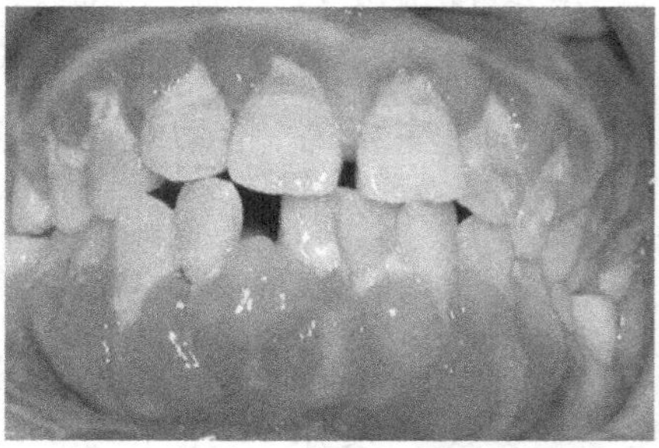

图3-2-7 厌氧菌感染的口腔

厌氧菌感染可发生于任何部位和脏器,但以胸腔、腹腔和盆腔感染为多见,占这些部位感染的70%～90%以上,但1/3～2/3为混合感染。

另外进食大蒜,饮酒,吸烟也都可以造成口臭,但是,引起口臭最主要的原因是口腔的大量细菌,这些细菌分解食物残渣和唾液中的蛋白质,产生多种有异味的气体。流动的含氟充分的唾液能抑制细菌繁殖并溶解稀释这些气体而不产生明显的味道。许多正常人由于夜间唾液分泌减少而在晨起时出现口臭,但随着进食、漱口,唾液增多而消失。此外,随着年龄的增长,唾液的流动逐渐变慢,因此,上了年纪的人比年轻人有更多口臭的烦恼。乙醇,饥饿,过多的谈话，鼻塞，在锻炼身体过程中用嘴呼吸等造成口干的任何因素都能产生口臭。还有值得注意的是，这是因为它虽能用其本身的香味来遮住臭味，但如果不含抗菌药物就不能杀死细菌，而且其中常常含有乙醇，由于乙醇的挥发，反而使异味更加明显。平时保持口腔卫生是去除口臭的关键，坚持每天饭后刷牙，配合使用牙签、牙线彻底清洁口腔。安装假牙者注意，餐后清洗假牙是最基本的要求，每隔半年到医院进行口腔保健检查，做牙齿洁治，彻底去除牙垢。长期饮酒抽烟者，要尽量控制到逐渐减量，当进食葱蒜等辛辣食品后，可用薄荷爽口液含漱，多饮水；可嚼些茶叶、口香糖刺激唾液分泌，也非常有助于消除口腔异味。另外，要是已有或怀疑有全身其他部位的疾病，应该及时诊治。

活动三 制订清洁照护方案

本活动将进行6课时,可通过三步完成,第一步制订口腔清洁护理方案,第二步制订头发清洁护理方案,第三步制订皮肤清洁护理方案,具体工作步骤及要求见表3-3-1。

表3-3-1 具体工作步骤及要求

序号	工作步骤	要求	课时	备注
1	制订口腔清洁护理方案	能选择合适的工具及仪器,制订合理的护理方案及口腔特殊护理方案	2	
2	制订头发清洁护理方案	能选择合适的工具及仪器,制订合理的护理方案及头发特殊护理方案	2	
3	制订皮肤清洁护理方案	能选择合适的工具及仪器,制订合理的护理方案及皮肤特殊护理方案	2	

一、制订口腔清洁护理方案

1. 查阅资料,对比现有工具,从实训场选择合适的口腔护理工具及护理仪器,并展示其用法。

2. 以小组为单位写出详细的协助漱口、刷牙、清洁义齿的步骤,包括准备工作、操作流程、注意事项(参考教材《老年健康照护技术》)。

3. 总结已学知识，查阅相关资料，制订特殊口腔护理方案。包括准备工作、操作流程、注意事项（参考教材《老年健康照护技术》）。

二、制订头发清洁护理方案

1. 查阅资料，对比现有工具，从实训场选择合适的护理工具及护理仪器，并展示其用法。

2. 以小组为单位写出详细的协助梳头步骤，包括准备工作、操作流程、注意事项。

3. 以小组为单位写出详细的床上洗头步骤，包括准备工作、操作流程、注意事项。

三、制订皮肤清洁护理方案

1. 查阅资料，对比现有工具，从实训场选择合适的护理工具及护理仪器，并展示其用法。

2. 以小组为单位写出详细的面部、双手清洁、足部清洁、会阴部清洁步骤，包括准备工作、操作流程、注意事项。

3. 以小组为单位写出详细的床上擦浴步骤，包括准备工作、操作流程、注意事项。

4. 以小组为单位写出详细的铺床步骤，包括准备工作、操作流程、注意事项。

5. 以小组为单位写出详细的更换床单步骤，包括准备工作、操作流程、注意事项。

四、评价

表 3-3-2 评价

班级			组别		姓名		
项次	项目要求		配分	评分细则	自评得分	小组评价	教师评价
1. 素养（40 分）	纪律情况（15 分）	按时到岗，不早退	5	违反规定，每次扣 5 分			
		积极思考回答问题	5	根据上课统计情况得 1 ~5 分			
		三有一无（有本、笔、书，无手机）	5	违反规定每项扣 3 分			
		执行教师命令	0	此为否定项，违规酌情扣 10 ~ 100 分，违反校规按校规处理			
	职业道德（10 分）	能与他人合作	3	不符合要求不得分			
		主动帮助同学	3	能主动帮助同学得 3 分 被动得 1 分			
		追求完美	4	对工作精益求精且效果明显得 4 分 对工作认真得 3 分 其余不得分			
	5S（10 分）	桌面、地面整洁	5	自己的工位桌面、地面整洁无杂物，得 5 分 不合格不得分			
		物品定置管理	5	按定置要求放置得 5 分 其余不得分			
	快速阅读能力（5 分）		5	能快速准确明确任务要求并清晰表达得 5 分 能主动沟通在指导后达标得 3 分 其余不得分			
2. 职业能力（40 分）	制订个人清洁卫生护理方案（40 分）	制订出合理的口腔、头发、皮肤、方案	40	能制订出合理的护理方案 40 分 部分合理得 10 ~30 分 不合理不得分			

续表 3-3-2

<table>
<tr><td>班级</td><td colspan="2"></td><td>组别</td><td></td><td colspan="2">姓名</td><td></td></tr>
<tr><td>项次</td><td colspan="2">项目要求</td><td>配分</td><td>评分细则</td><td>自评得分</td><td>小组评价</td><td>教师评价</td></tr>
<tr><td rowspan="4">3. 工作页完成情况（20 分）</td><td rowspan="4">按时完成工作页</td><td>及时提交</td><td>5</td><td>按时提交 5 分，迟交不得分</td><td></td><td></td><td rowspan="4"></td></tr>
<tr><td>内容完成程度</td><td>5</td><td>按完成情况分别得 1 ~ 5 分</td><td></td><td></td></tr>
<tr><td>回答准确率</td><td>5</td><td>视准确率情况分别得 1 ~ 5 分</td><td></td><td></td></tr>
<tr><td>有独到的见解</td><td>5</td><td>视见解程度分别得 1 ~ 5 分</td><td></td><td></td></tr>
<tr><td colspan="5">总分</td><td></td><td></td><td></td></tr>
<tr><td colspan="5">加权平均（自评 20%，小组评价 30%，教师评价 50%）</td><td colspan="3"></td></tr>
<tr><td colspan="4">教师签字：</td><td colspan="4">组长签字：</td></tr>
<tr><td colspan="8">请你根据以上打分情况，对本任务当中的工作和学习状态进行总体评述（从素养的自我提升方面、职业能力的提升方面进行评述，分析自己的不足之处，描述对不足之处的改进措施）</td></tr>
<tr><td colspan="8">教师指导意见：</td></tr>
</table>

知识链接

自动洗澡机

自动洗澡机是一种涉及日常生活使用的人体洗澡机。它是一种方便医院、敬老院、家庭内老人、残疾人使用的洗澡机。

一、历史

其实自动洗澡机早在 20 世纪 70 年代就已经出现了（图 3-3-1）。在 1970 年的日本大阪世博会上，日本三洋公司就展示了这样一款全自动超声波洗澡机。这款产品外形酷似豆荚，使用者需要沿着梯子爬上去才能使用。

设计一：日本

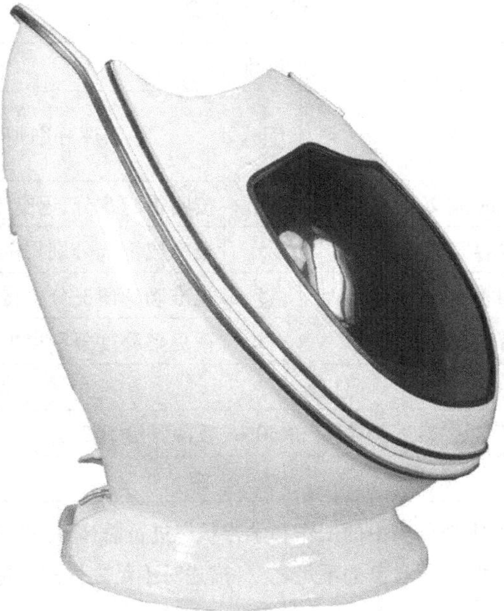

图 3-3-1　自动洗澡机

自动洗澡机是在一个顶部开口的壳体内设置一座椅，座椅基架由一条以上活动杆件与一条以上的固定杆件依次平行排列而成，在活动杆件和固定杆件的上面设有密集分布的喷头，密集分布的喷头组成座椅的面板。在座椅的下部设有顶升机构，活动杆件固定在顶升机构上，在顶升机构作用下活动杆件做升降运动，固定杆件固定在壳体上，在活动杆件和固定杆件上附有与喷头相通的分水管，在座椅的前方也设有密集分布的喷头（图 3-3-2）。

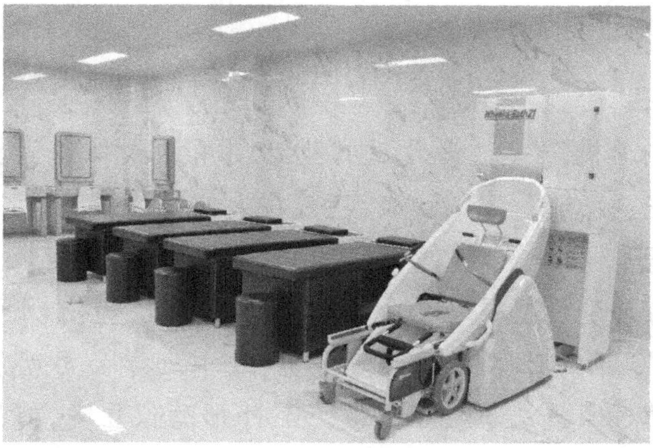

图 3-3-2　日本自动洗澡机

使用方法：只要躺进去按下开关，它就会自动帮人体涂上沐浴露、擦拭身体并冲洗干净，完毕后还会对身体进行烘干，涂擦乳液。除了洗澡，洗澡机还能给你做Spa。有洁癖的朋友也完全不用担心卫生问题，因为洗完澡它还会给自己清洗，一体化服务，颇为智能。

设计二：中国

全自动洗澡机，从外表看和普通浴缸区别不大，只是体积稍大，且多了一扇外开门（图3–3–3）。

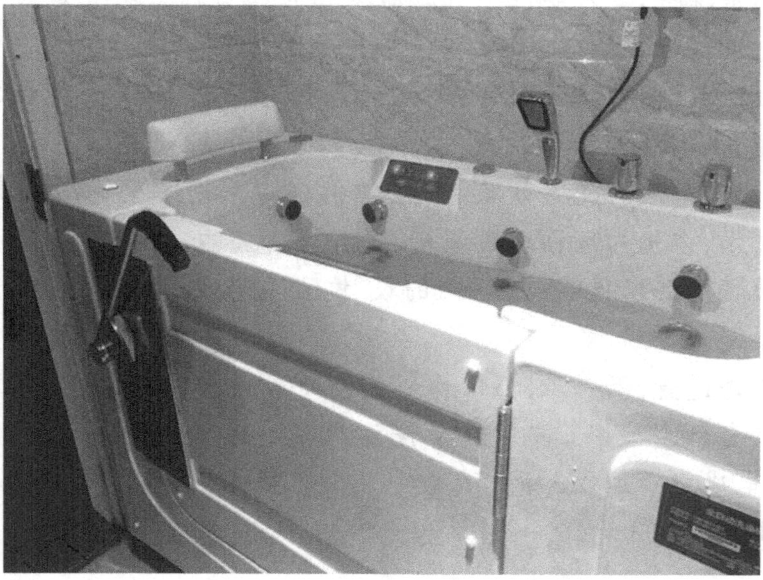

图3–3–3　中国全自动洗澡机

打开白色自动洗澡机的门，可以从里面移出一个导轨式座位，需要洗浴的人可以从轮椅上直接挪到座位上，再通过导轨滑入浴缸并关门。按下启动按钮，老人只要在座位上静坐15 min，就能完成全自动洗澡，因为洗澡机采用类似超声波的高频微振动技术，能让浴缸里的水微微震动，自动进行人体清洁。

“这是一项来自民营企业的创新设计，在今年年底和明年年初，28台全自动洗澡机将被送到崇明、金山、奉贤等区的敬老院和老人日间照料中心投入使用。”市老年基金会副秘书长×××说，基金会在这家企业刚开始研发洗澡机时便一直跟踪关注，其间也不断给企业提出降低成本和售价的要求，在整整7年时间里，这款洗澡机的售价终于从一开始考虑的20余万元降至5万元左右。日本曾有过造型类似的产品,价格高达40万元。

老年基金会为全自动洗澡机设立了购置补贴,目前已经补贴了64万元。明年还将根据反馈情况继续实施补贴。

二、7年研发攻克技术难题

这款自动洗澡机的研发者,是上海某有限公司。该公司董事长××告诉记者,不少养老院里护理人员水平有限,给行动不便的老人洗澡成了很大的难题,相对普遍的操作方式,就是用导轨把人悬挂起来沐浴擦身,老人非但不舒服而且还有些尴尬。老人如厕也同样如此。如今,××已通过技术手段解决了这两个难题。

"研发全自动洗澡机,历时整整7年,攻克了许多技术难题。"陈皓介绍,人们洗澡都喜欢用手搓洗,如果用机械代替手直接接触身体,会产生危险。无数次实验后,他们确定采用安全高效的高频微振动技术;浴缸内可移动式座椅可上、下、左、右、前、后全部移位,这对导轨精度要求很高;外开门的设计,能在承受满缸水压的情况下密闭不漏水。

陈皓透露,下一步,公司计划开设助浴点,选择靠近居民区的场所设置自动洗澡机。"用这个洗澡机洗一次澡用水成本不足0.8元,用电成本不足0.3元。即使加上其他成本,估算下来每次洗澡的成本不会超过3元。"

活动四　个人清洁护理

本活动将进行10课时，可通过三步完成，第一步老年人口腔护理，第二步老年人头发清洁护理，第三步老年人皮肤护理。具体工作步骤及要求见表3-4-1。

表3-4-1　具体工作步骤及要求

序号	工作步骤	要求	课时	备注
1	老年人口腔护理	能正确使用照护工具，对老年人进行口腔护理，并处理突发状况	4	
2	老年人头发清洁护理	能正确使用照护工具，对老年人进行头发清洁护理，并处理突发状况	2	
3	老年人皮肤护理	能正确使用照护工具，对老年人进行皮肤护理，并处理突发状况	4	

一、对老年人进行口腔护理

以小组为单位，按已制订好的口腔照护方案进行护理，其他小组按表3-4-2口腔清洁法技术操作考核评分标准给予打分。

表3-4-2　口腔清洁法技术评分标准

项目	总分	技术操作要求	评分等级				得分	备注
			A	B	C	D		
仪表	5	仪表端庄、服装整洁，无长指甲	5	4	3	2		
评估	10	老人健康状况及口腔有无义齿、溃疡	3	2	1	0		
		礼貌称呼并与老人解释	4	3	2	1		
		与老人沟通语言恰当，态度和蔼	3	2	1	0		
操作前准备	6	洗净并温暖双手	2	0	0	0		
		选择溶液，备齐用物，放置妥当	3	2	1	0		
		环境整洁	1	0	0	0		

续表 3-4-2

项目		总分	技术操作要求	评分等级				得分	备注
				A	B	C	D		
操作过程	安全与舒适	8	老人侧卧或头偏向一侧	2	1	0	0		
			操作安全;查对棉球数量,棉球温度合适	4	3	2	1		
			操作环境物品放置安全	2	1	0	0		
	口腔清洁	51	擦口唇	2	0	0	0		
			漱口(不污染衣被、不呛咳)	2	1	0	0		
			颈下铺巾	2	0	0	0		
			弯盘置口角旁稳妥(稳定、舒适)	4	3	2	1		
			查看口腔	2	0	0	0		
操作过程	口腔清洁	51	正确使用压舌板(拿、使用方法)	3	2	1	0		
			正确夹取棉球(包裹、不露钳端)	6	4	2	0		
			棉球湿度适宜(不滴水、不拉丝)	10	8	6	0		
			擦洗顺序正确(唇、牙、牙龈、颊部、上颚、舌面、舌下)	7	5	3	1		
			擦洗牙齿方法正确(由内而外纵向擦拭至门齿)	5	4	3	2		
			擦洗过程中随时询问老人感受	2	1	0	0		
			清点棉球数目,协助老人漱口	2	1	0	0		
			撤去弯盘,用毛巾擦干老人面部	2	1	0	0		
			口唇涂润唇油	2	0	0	0		
操作后		9	妥善安置老人,舒适卧位	2	1	0	0		
			整理床单	2	1	0	0		
			用物处理正确(器械、棉球)	3	2	1	0		
			洗手	2	0	0	0		
评价		11	动作轻柔、准确	4	3	2	1		
			老人口腔清洁、舒适,无异味	4	3	2	1		
			操作中不污染床单及老人衣服	3	2	1	0		
总分		100							

二、对老年人进行头发清洁护理

以小组为单位,按已制订好的床上洗头方案进行护理,其他小组按表 3-4-3 床上洗头技术操作考核评分标准给予打分。

表 3-4-3 床上洗头技术操作考核评分标准

项目		总分	技术操作要求	评分等级				得分	备注
				A	B	C	D		
仪表		5	仪表端庄、服装整洁,无长指甲	5	4	3	2		
评估		10	老人健康及自理合作程度	3	2	1	0		
			礼貌称呼并与老人解释	4	3	2	1		
			与老人沟通语言恰当,态度和蔼	3	2	1	0		
操作前准备		6	洗净并温暖双手	2	0	0	0		
			选择溶液,备齐用物,放置妥当	2	1	0	0		
			环境整洁	2	1	0	0		
操作过程	安全与舒适	10	认真查对	2	0	0	0		
			老人体位舒适安全	4	3	2	1		
			老人保暖(不过度暴露)	4	3	2	1		
	床上洗头	52	关闭门窗,必要时调节室温	2	0	0	0		
			询问老人是否需要便器	2	0	0	0		
			洗头器装置正确	4	3	2	1		
			老人体位舒适安全(斜角平卧头置床边)	4	3	2	1		
			枕上铺橡胶单、干毛巾	2	1	0	0		
			移枕至老人肩背部	2	1	0	0		
			解开老人衣领向内折、颈部围干毛巾	3	2	1	0		
			棉球堵塞双耳	2	0	0	0		
			热水冲洗头发(温度适宜)	6	5	4	3		
			涂擦洗发液揉搓头发(发际到头顶)	6	5	4	3		
			再用热水洗净头发(温度适宜)	6	5	4	3		
			洗毕用干毛巾擦干头发、面部	4	3	2	1		
			撤去洗发用物	3	2	1	0		
			移枕回原位	2	0	0	0		
			撤出橡胶单、堵塞双耳的棉球后梳理头发	4	3	2	1		
操作后		8	妥善安置老人,舒适卧位	2	1	0	0		
			整理床单	2	1	0	0		
			用物处理正确(器械、棉球)	2	1	0	0		
			洗手	2	0	0	0		
评价		9	动作轻柔、准确	3	2	1	0		
			床单整洁,老人清洁舒适	6	5	4	3		
总分		100							

三、对老年人进行皮肤护理

1. 按已制订好的皮肤清洁方案进行护理,其他小组按表 3-4-4 床上擦浴技术操作考核评分标准给予打分。

表 3-4-4　床上擦浴技术操作考核评分标准

项目		总分	技术操作要求	评分等级				得分	备注
				A	B	C	D		
仪表		5	仪表端庄、服装整洁，无长指甲	5	4	3	2		
评估		10	老人健康及自理合作程度	3	2	1	0		
			礼貌称呼并与老人解释	4	3	2	1		
			与老人沟通语言恰当，态度和蔼	3	2	1	0		
操作前准备		6	洗净并温暖双手	2	0	0	0		
			备齐用物，放置妥当	2	1	0	0		
			环境整洁	2	1	0	0		
操作过程	安全与舒适	10	认真查对	2	0	0	0		
			老人体位舒适安全	4	3	2	1		
			老人保暖（不过度暴露）	4	3	2	1		
	床上洗头	55	关闭门窗或屏风遮挡	3	0	0	0		
			询问老人是否需要便器	2	0	0	0		
			擦洗部位下铺干浴巾	3	2	1	0		
			擦洗眼方法正确（毛巾四角擦拭）	5	4	3	2		
			擦洗顺序正确，部位无遗漏（面部、耳、颈、上肢、手、胸部、腹部、背部、臀部、下肢、足、会阴）	15	12	9	6		
			擦洗手法正确	6	5	4	3		
			注意皮肤褶皱处的清洁	3	2	1	0		
			水温适宜、适时换水	3	2	1	0		
			操作中不打湿床单、衣被	4	3	2	1		
			不过多暴露老人身体，注意保暖	4	3	2	1		
			穿脱衣裤方法正确	3	2	1	0		
			按需要协助老人修剪指甲、梳头	2	1	0	0		
			操作中随时询问老人感受	2	1	0	0		
操作后		8	妥善安置老人，舒适卧位	2	1	0	0		
			整理床单	2	1	0	0		
			用物处理正确（器械、棉球）	2	1	0	0		
			洗手	2	0	0	0		
评价		6	动作轻柔、准确	3	2	1	0		
			床单整洁，老人清洁舒适	3	2	1	0		
总分		100							

2. 按已制订好的床上更单方案进行护理,其他小组按表 3-4-5 床上更单技术操作考核评分标准给予打分。

表 3-4-5　床上更单技术操作考核评分标准

项目		总分	技术操作要求	评分等级				得分	备注
				A	B	C	D		
仪表		5	仪表端庄、服装整洁,无长指甲	5	4	3	2		
评估		10	老人健康及自理合作程度	3	2	1	0		
			礼貌称呼并与老人解释	4	3	2	1		
			与老人沟通语言恰当,态度和蔼	3	2	1	0		
操作前准备		8	洗净并温暖双手	2	0	0	0		
			备齐用物,放置妥当	2	1	0	0		
			环境整洁	4	3	2	1		
操作过程	安全与舒适	8	翻身时注意老人安全、保暖	3	2	1	0		
			老人体位舒适安全	3	2	1	0		
			随时观察询问老人感受	2	1	0	0		
	换床单	25	松开被尾	3	0	0	0		
			翻身移动老人方法正确(不拖拉)	2	0	0	0		
			逐层松单、打扫床褥方法正确	3	2	1	0		
			铺大单平整、紧、中线正	5	4	3	2		
			铺中单和橡胶单平整、紧	15	12	9	6		
			污单取出方法及放置合理	6	5	4	3		
	换被罩	24	更换被套方法正确、内外无褶皱	3	2	1	0		
			被头无虚边(虚边大于 3 cm 为 0)	3	2	1	0		
			被筒对称,两侧齐床沿,中线正	4	3	2	1		
			被筒尾整齐,外观平整,美观	4	3	2	1		
			关心老人,注意保暖	3	2	1	0		
			取污被套方法正确	2	1	0	0		
	换枕套	5	更换方法正确,四角充实,外观美观	3	2	1	0		
			枕头开口背门放置	2	1	0	0		
操作后		6	桌椅放回,开窗通风	2	0	0	0		
			污被服放置及处理正确	2	1	0	0		
			洗手	2	0	0	0		
评价		9	老人舒适安全	4	3	2	1		
			动作熟练、节力	5	4	3	2		
总分		100							

四、评价

表 3-4-6　评价

班级			组别		姓名		
项次	项目要求		配分	评分细则	自评得分	小组评价	教师评价
1. 素养（40 分）	情况纪律（15 分）	按时到岗，不早退	5	违反规定，每次扣 5 分			
		积极思考回答问题	5	根据上课统计情况得 1 ~ 5 分			
		三有一无（有本、笔、书，无手机）	5	违反规定每项扣 3 分			
		执行教师命令	0	此为否定项，违规酌情扣 10 ~ 100 分，违反校规按校规处理			
	职业道德（10 分）	能与他人合作	3	不符合要求不得分			
		主动帮助同学	3	能主动帮助同学得 3 分 被动得 1 分			
		追求完美	4	对工作精益求精且效果明显得 4 分 对工作认真得 3 分 其余不得分			
	5S（10 分）	桌面、地面整洁	5	自己的工位桌面、地面整洁无杂物，得 5 分 不合格不得分			
		物品定置管理	5	按定置要求放置得 5 分 其余不得分			
	快速阅读能力（5 分）		5	能快速准确明确任务要求并清晰表达得 5 分 能主动沟通在指导后达标得 3 分 其余不得分			

续表 3-4-6

<table>
<tr><td>班级</td><td colspan="2"></td><td>组别</td><td></td><td colspan="2">姓名</td><td></td></tr>
<tr><td>项次</td><td colspan="2">项目要求</td><td>配分</td><td>评分细则</td><td>自评得分</td><td>小组评价</td><td>教师评价</td></tr>
<tr><td rowspan="2">2. 职业能力（40 分）</td><td>口腔护理</td><td>能正确使用照护工具,采取适当的措施对老年人进行口腔护理</td><td>10</td><td>能正确使用工具照护得 10 分
部分正确得 1 ~ 5 分
不正确不得分</td><td></td><td></td><td></td></tr>
<tr><td>头发清洁护理</td><td>能正确使用照护工具,采取适当的措施对老年人进行头发清洁护理</td><td>10</td><td>能正确使用工具照护得 10 分
部分正确得 1 ~ 5 分
不正确不得分</td><td></td><td></td><td></td></tr>
<tr><td>2. 职业能力（40 分）</td><td>皮肤护理</td><td>能正确使用照护工具,采取适当的措施对老年人进行皮肤清洁护理</td><td>20</td><td>能正确使用工具照护得 20 分
部分正确得 5 ~ 10 分
不正确不得分</td><td></td><td></td><td></td></tr>
<tr><td rowspan="4">3. 工作页完成情况（20 分）</td><td rowspan="4">按时完成工作页</td><td>及时提交</td><td>5</td><td>按时提交 5 分,迟交不得分</td><td></td><td></td><td rowspan="4"></td></tr>
<tr><td>内容完成程度</td><td>5</td><td>按完成情况分别得 1 ~ 5 分</td><td></td><td></td></tr>
<tr><td>回答准确率</td><td>5</td><td>视准确率情况分别得 1 ~ 5 分</td><td></td><td></td></tr>
<tr><td>有独到的见解</td><td>5</td><td>视见解程度分别得 1 ~ 5 分</td><td></td><td></td></tr>
<tr><td colspan="5">总分</td><td></td><td></td><td></td></tr>
<tr><td colspan="5">加权平均（自评 20%，小组评价 30%，教师评价 50%）</td><td colspan="3"></td></tr>
<tr><td colspan="4">教师签字：</td><td colspan="4">组长签字：</td></tr>
<tr><td colspan="8">请你根据以上打分情况,对本任务当中的工作和学习状态进行总体评述（从素养的自我提升方面、职业能力的提升方面进行评述,分析自己的不足之处,描述对不足之处的改进措施）</td></tr>
<tr><td colspan="8">教师指导意见：</td></tr>
</table>

知识链接

留置导尿和会阴部清洁流程

一、留置导尿

1. 导尿术的目的

(1)直接从膀胱导出不受污染的尿标本,做细菌培养,测量膀胱容量、压力及检查残余尿量,鉴别尿闭及尿潴留,以助诊断。

(2)为尿潴留患者放出尿液,以减轻痛苦。

(3)盆腔内器官手术前,为患者导尿,以排空膀胱,避免手术中误伤。

(4)昏迷、尿失禁或会阴部有损伤时,保留导尿管以保持局部干燥,清洁。某些泌尿系统疾病手术后,为促使膀胱功能的恢复及切口的愈合,常需做留置导尿术。

(5)抢救休克或垂危患者,正确记录尿量、比重,以观察肾功能情况。

2. 适应证

(1)各种下尿路梗阻所致尿潴留。

(2)危重患者抢救。

(3)膀胱疾病诊断与治疗。

(4)进行尿道或膀胱造影。

(5)留取未受污染的尿标本做细菌培养。

(6)产科手术前的常规导尿。

(7)膀胱内药物灌注或膀胱冲洗。

(8)探查尿道有无狭窄,了解少尿或无尿原因。

3. 物品准备

(1)无菌导尿包:内有治疗碗 1 个,尿管 2 根,小药杯 1 个,血管钳 2 把,石蜡油棉球 1 个,标本瓶 1 个,洞巾 1 块,纱布数块,20 mL 注射器 1 个(内有生理盐水 20 mL)(图 3-4-1)。

(2)外阴初步消毒用物:无菌治疗碗 1 个(内盛消毒液棉球 10 余个,血管钳 1 把),清洁手套 1 只。

(3)其他:无菌持物钳,无菌手套,消毒溶液(碘伏),中单,便盆。

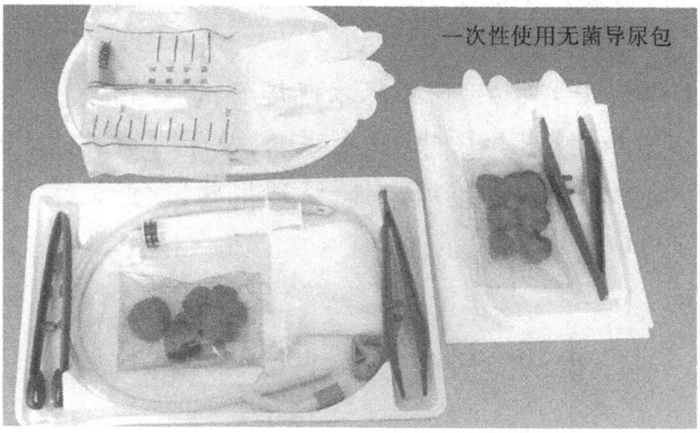

图 3-4-1　一次性使用无菌导尿包

4. 操作流程

(1)携用物至床旁,向患者说明导尿目的,以取得合作。

(2)能自理者嘱患者清洗外阴,不能起床者,护士协助洗净。

(3)操作者站在患者右侧,患者取仰卧位,屈髋屈膝,双腿略向外展,脱去对侧裤腿,盖在近侧腿上,对侧大腿用盖被遮盖,露出会阴。

(4)将小橡胶单及治疗巾垫于患者臀下,弯盘置于近会阴处,换药碗与弯盘放于患者两腿之间,戴无菌手套,右手持止血钳夹碘伏或 0.1% 新洁尔灭棉球擦洗外阴(阴阜及大阴唇),再以左手拇、示指分开大阴唇,擦洗小阴唇及尿道口,自外向内,由上而下,每个棉球限用一次,擦洗尿道口时,在尿道口轻轻旋转向下擦洗,共擦洗 2 次,第二次的棉球向下擦洗至肛门,将污棉球放于弯盘内,取下左手指纱布置于换药碗内,撤去换药碗,弯盘置于床尾。

(5)取下无菌导尿包置于患者两腿之间,打开导尿包,倒碘伏或 0.1% 新洁尔灭于装干棉球小杯内,戴无菌手套,铺孔巾,使孔巾与导尿包包布形成一无菌区。

(6)取一弯盘置于患者左侧孔巾口旁,用石蜡油棉球润滑导尿管前端后放于孔巾口旁的弯盘内,以左手分开并固定小阴唇,右手用止血钳夹新洁尔灭棉球自上而下,由内向外分别消毒尿道口(在尿道口轻轻旋转消毒后向下擦洗,共 2 次)及小阴唇,每个棉球限用一次。擦洗完毕将止血钳丢于污弯盘内。

(7)用另一止血钳持导尿管对准尿道口累计插入尿道 4 ~6 cm,

见尿液流出，再插入 1 cm 左右，松开左手，固定导尿管，将尿液引入无菌盘内。

(8)若需做尿培养，用无菌标本瓶接取，盖好瓶盖。

(9)导尿毕，拔出导尿管，脱去手套，放于弯盘内，撤下孔巾，擦洗外阴，协助患者穿裤。整理床铺，清理用物，做好记录后送验标本(图 3-4-2)。

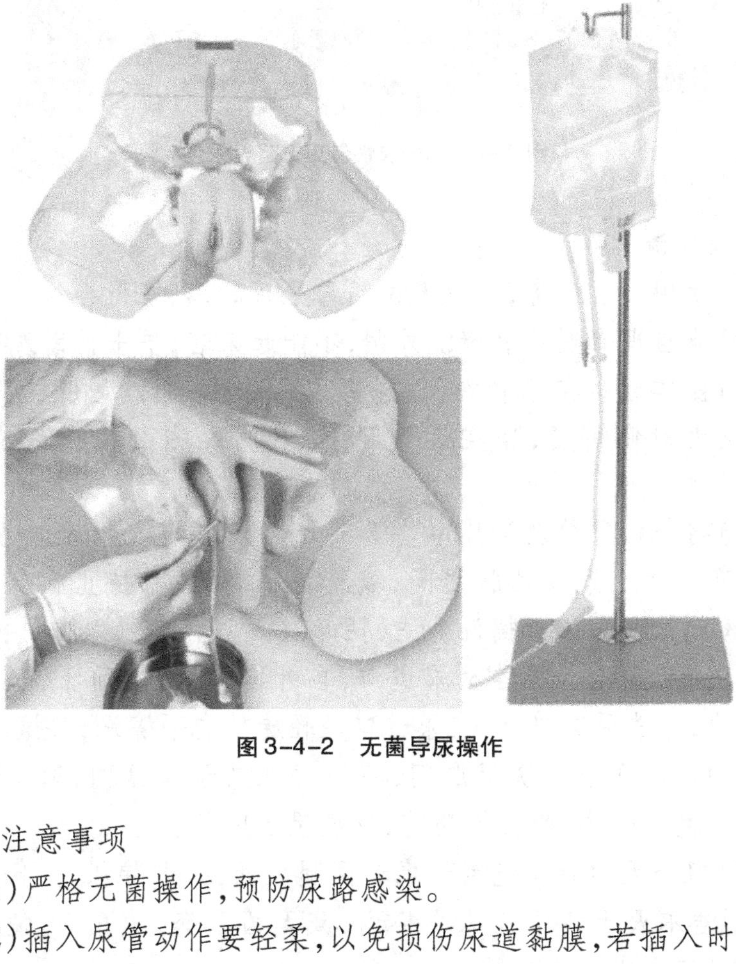

图 3-4-2 无菌导尿操作

5. 注意事项

(1)严格无菌操作，预防尿路感染。

(2)插入尿管动作要轻柔，以免损伤尿道黏膜，若插入时有阻挡感可更换方向再插，见有尿液流出时再插入 2 cm，勿过深或过浅，尤忌反复抽动尿管。

(3)选择导尿管的粗细要适宜，对小儿或疑有尿道狭窄者，尿管宜细。

(4)对膀胱过度充盈者，排尿宜缓慢以免骤然减压引起出血或晕厥。

对膀胱高度膨胀且又极度虚弱的病人，第一次导尿量不可超过1 000 mL，以防大量放尿导致腹腔内压突然降低，大量血液滞留于腹腔血管内，造成血压下降，产生虚脱，亦可因膀胱突然减压，导致膀胱黏膜急剧充血，引起尿血。

(5)测定残余尿时，嘱患者先自行排尿，然后导尿。残余尿量一般为5～10 mL，如超过100 mL，则应留置导尿。

(6)留置导尿时，应经常检查尿管固定情况，是否脱出，必要时以无菌药液每日冲洗膀胱一次；每隔5～7日更换尿管一次，再次插入前应让尿道松弛数小时，再重新插入。

(7)膀胱过度充盈患者导尿时速度不能过快，否则可以产生休克或膀胱出血，应缓慢分次的放出尿液，每次150～200 mL，反复多次，逐渐至膀胱放空。

二、会阴部清洁

会阴部清洁护理操作流程见图3-4-3。

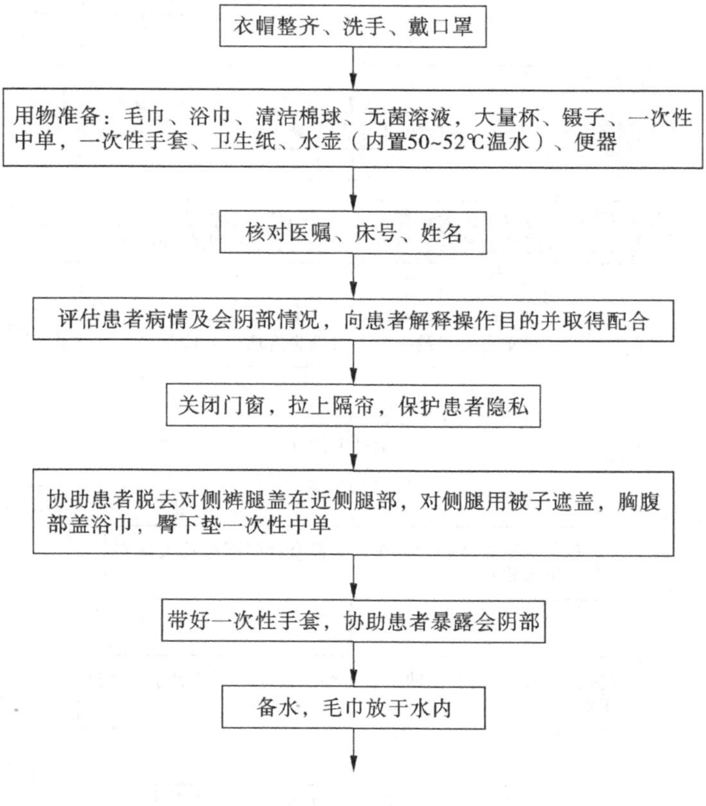

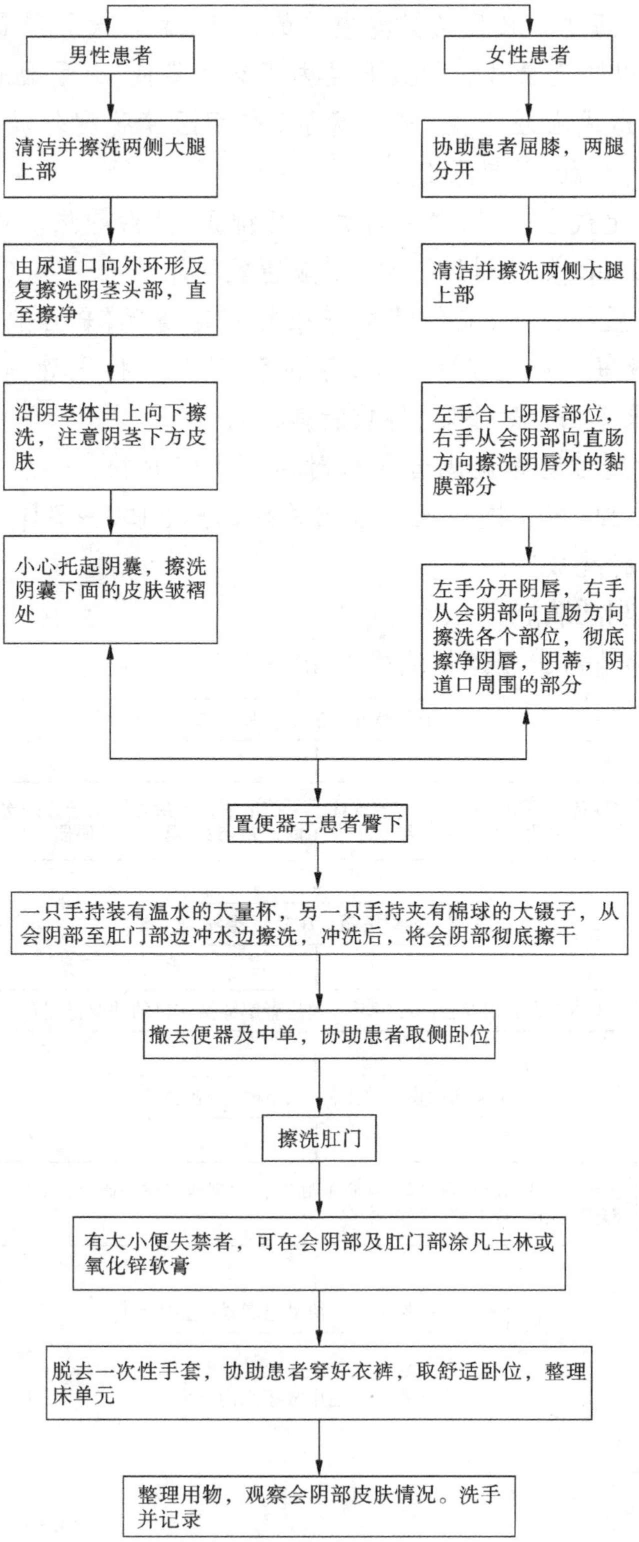

图 3-4-3　会阴部清洁护理操作流程

活动五　总结与拓展

本活动将进行4课时，可通过三步完成，第一步总结老年人个人清洁卫生的基础知识，第二步总结老年人个人清洁卫生照护技能要点，第三步进行同类任务拓展练习实施关键技能强化，具体工作步骤及要求见表3-5-1。

表3-5-1　具体工作步骤及要求

序号	工作步骤	要求	课时	备注
1	总结老年人个人清洁卫生的基础知识	能快速准确收集整理资料，并在规定的时间完成老师所给予的任务	1	
2	总结老年人个人清洁卫生照护技能要点	能准确全面总结老年人个人清洁卫生照护技能要点	1	
3	进行同类任务拓展练习实施关键技能强化	通过同类任务拓展练习实施关键技能强化	2	

一、总结老年人个人清洁卫生的基础知识

1. 牙痛是较常见的口腔问题，可由________、________、________、________等口腔疾病引起。

2. 义齿不戴时应存放于________________中。

3. 常见的口腔问题有哪些？举例说明如何维持口腔健康。

4. 会阴部器官主要有________________________。

对于尿失禁患者，如果没有做好会阴部清洁，可能会导致什么？

二、总结老年人个人清洁卫生照护技能要点

1. 老年人进行口腔护理的步骤及注意事项有哪些？

2. 老年人进行头发清洁护理的步骤及注意事项有哪些？

3. 老年人进行床上皮肤清洁护理的步骤及注意事项有哪些？

三、进行同类任务拓展练习实施关键技能强化

李爷爷,75 岁,入住某老年机构 2 年余,2 年前突发性脑出血后,需坐轮椅活动。

请思考:

1. 如果你是照护师,你将如何为李爷爷进行个人清洁卫生护理?(李爷爷要求淋浴)

2. 在对李爷爷进行照护时应注意哪些问题,李爷爷对自己生活不能自理很沮丧,你应该如何开导他?

四、评价

表 3-5-2 评价

班级			组别		姓名		
项次	项目要求		配分	评分细则	自评得分	小组评价	教师评价
1. 素养（40 分）	纪律情况（15 分）	按时到岗，不早退	5	违反规定，每次扣 5 分			
		积极思考回答问题	5	根据上课统计情况 1～5 分			
		三有一无（有本、笔、书，无手机）	5	违反规定每项扣 3 分			
		执行教师命令	0	此为否定项，违规酌情扣 10～100 分，违反校规按校规处理			
	职业道德（10 分）	能与他人合作	3	不符合要求不得分			
		主动帮助同学	3	能主动帮助同学得 3 分 被动得 1 分			
		追求完美	4	对工作精益求精且效果明显得 4 分 对工作认真得 3 分 其余不得分			
	5S（10 分）	桌面、地面整洁	5	自己的工位桌面、地面整洁无杂物，得 5 分 不合格不得分			
		物品定置管理	5	按定置要求放置得 5 分 其余不得分			
	快速阅读能力（5 分）		5	能快速准确明确任务要求并清晰表达得 5 分 能主动沟通在指导后达标得 3 分 其余不得分			
2. 职业能力（40 分）	总结老年人清洁卫生的基础知识(5 分)	规定的时间完成老师所给与的全部任务	5	能全部掌握得 5 分 部分掌握得 1～3 分 不清楚不得分			
	总结老年人卫生照护技能要点(5 分)	规定的时间完成老师所给与的全部任务	5	能全部掌握得 5 分 部分掌握得 1～3 分 不清楚不得分			

续表 3-5-2

班级			组别		姓名		
项次	项目要求		配分	评分细则	自评得分	小组评价	教师评价
2. 职业能力（40 分）	同类任务拓展练习（30 分）	学生以小组为单位进行分组，按制作好的照护方案实施。	15	能良好实施 15 分 部分实施得 5～10 分 不实施不得分			
		学生展示实施成果并讲解操作要点、注意事项	15	能完全展示得 15 分 部分展示得 5～10 分 不展示不得分			
3. 工作页完成情况（20 分）	按时完成工作页	及时提交	5	按时提交 5 分，迟交不得分			
		内容完成程度	5	按完成情况分别得 1～5 分			
		回答准确率	5	视准确率情况分别得 1～5 分			
		有独到的见解	5	视见解程度分别得 1～5 分			
总分							
加权平均（自评 20%，小组评价 30%，教师评价 50%）							
教师签字：				组长签字：			
请你根据以上打分情况，对本任务当中的工作和学习状态进行总体评述（从素养的自我提升方面、职业能力的提升方面进行评述，分析自己的不足之处，描述对不足之处的改进措施）							
教师指导意见：							

任务四　职业防护

学习目标

1. 认识到职业防护的重要意义。
2. 能正确说出职业暴露的有害因素及对人体的影响。
3. 能正确陈述护理职业防护的管理。
4. 能正确预防及处理锐器伤、化疗药物暴露、汞泄露。
5. 能使用工具查阅资料,形成主动解决问题的习惯。
6. 能正确认识职业防护。

任务书

【情景案例】

王护士,女,28 岁,在消化内科工作,是一位肝癌晚期伴上消化道出血患者的责任护士,该患者既往有乙型肝炎病史,HBsAg 阳性,某日王护士在为病人采血完毕拔针时被针头刺伤。

请思考:

1. 在为该患者护理时应采取哪些防护措施?

2. 如何正确处理针刺伤？如何预防针刺伤的发生？

3. 在处理好伤口后，还应该做哪些血清学检查和预防用药？

活动名称及课时分配

活动序号	活动名称	课时安排	备注
1	获取任务	2	
2	资料收集	4	
3	制订职业防护方案	4	
4	职业防护方案实施	6	
5	总结与拓展	2	

活动一 获取任务

本活动将进行2课时,通过该活动,我们需要掌握护士职业防护的内容,明确"护士职业防护"任务的工作要求。获取任务,可通过两步完成,第一步认识护士职业防护内容,第二步分析病历,学习并掌握护士职业防护内容,完成任务获取。具体工作步骤及要求见表4-1-1。

表4-1-1　具体工作步骤及要求

序号	工作步骤	要求	课时	备注
1	认识护士职业防护内容	能快速准确明确任务要求并清晰表达,在教师要求的时间内完成	1	
2	分析病历	能快速准确明确任务要求并清晰表达,在教师要求的时间内完成	1	

一、认识护士职业防护内容

1. 护士为什么要进行职业防护,有何意义?(以小组为单位进行头脑风暴,并上台展示)

2. 在医院主要应从哪几个方面进行护士职业防护:____________、____________、____________、____________。

在养老院,照护师应该从哪几个方面进行职业防护?

二、分析病历

1. 什么是针刺伤?

2. 乙型肝炎病史,HBsAg 阳性代表什么?

3. 以小组为单位查阅资料,职业防护包括哪些方面?

4. 找出 2 ~ 3 个任务书中的关键词,并根据关键词分析王护士应该重点注意哪几个防护要点?

三、评价

表 4-1-2　评价

班级			组别		姓名		
项次	项目要求		配分	评分细则	自评得分	小组评价	教师评价
1. 素养（40 分）	纪律情况（15 分）	按时到岗，不早退	5	违反规定，每次扣 5 分			
		积极思考回答问题	5	根据上课统计情况得 1～5 分			
		三有一无（有本、笔、书，无手机）	5	违反规定每项扣 3 分			
		执行教师命令	0	此为否定项，违规酌情扣 10～100 分，违反校规按校规处理			
	职业道德（10 分）	能与他人合作	3	不符合要求不得分			
		主动帮助同学	3	能主动帮助同学得 3 分 被动得 1 分			
		追求完美	4	对工作精益求精且效果明显得 4 分 对工作认真得 3 分 其余不得分			
	5S（10 分）	桌面、地面整洁	5	自己的工位桌面、地面整洁无杂物，得 5 分 不合格不得分			
		物品定置管理	5	按定置要求放置得 5 分 其余不得分			
	快速阅读能力（5 分）		5	能快速准确明确任务要求并清晰表达得 5 分 能主动沟通在指导后达标得 3 分 其余不得分			
2. 职业能力（40 分）	认识职业防护内容	能正确查找职业防护内容	20	能全部掌握得 20 分 部分掌握得 10～20 分 不清楚不得分			
	分析病历	根据病例得出有用信息	20	能全部掌握得 20 分 部分掌握得 10～20 分 不清楚不得分			

续表 4-1-2

班级			组别		姓名		
项次	项目要求		配分	评分细则	自评得分	小组评价	教师评价
3. 工作页完成情况（20 分）	按时完成工作页	及时提交	5	按时提交得 5 分，迟交不得分			
		内容完成程度	5	按完成情况分别得 1 ~ 5 分			
		回答准确率	5	视准确率情况分别得 1 ~ 5 分			
		有独到的见解	5	视见解程度分别得 1 ~ 5 分			
总分							
加权平均（自评 20%，小组评价 30%，教师评价 50%）							
教师签字：				组长签字：			
请你根据以上打分情况，对本任务当中的工作和学习状态进行总体评述（从素养的自我提升方面、职业能力的提升方面进行评述，分析自己的不足之处，描述对不足之处的改进措施）							
教师指导意见：							

知识链接

细菌和病毒的区别

细菌：原核生物的一种，主要特点是没有核膜，其遗传物质分散在细胞质内一个相对固定的区域内，称为核区。细菌的外边包裹着一层细胞壁，一般为多糖聚合而成。

病毒：构造很简单，外面是一层蛋白质，称为病毒外壳。蛋白质外壳内部包裹着病毒的遗传物质，可以是 DNA，也可以是 RNA。病毒自己不能完成新陈代谢，也不能完成繁殖，需要寄生在其他细胞内完成。

病毒和细菌的绝大部分是对人类没有害的，有害的只是很小的一部分。

有的病毒对人类是有益的，比方说烟草花叶病毒，是使植物烟草叶片感染的一种植物病毒，感染的烟草叶片像绣上了美丽的花纹。这种病毒用来进行转基因研究，对科学家帮助很大。

细菌也有很多是有益的。如人体大肠内寄生的大肠杆菌，帮助人类分解食物中的营养成分，可以给人体提供多种维生素。牛、羊等动物能够消化植物纤维，是因为他们的消化道内寄生了一种细菌，这种细菌可以分解纤维素；要是没有这种细菌的话牛和羊是没法吃草的。同时人们依靠细菌生产药品、食品、饲料、味精、调料等。同时细菌也是大自然的分解者，分解动物的粪便、动植物的尸体等。没有细菌的世界是无法想象的世界，所有的生物将无法生存。

抗生素只能杀灭细菌。比方说青霉素，能破坏细菌细胞壁上的多糖，使细菌的表面暴露，失去了应有的保护作用，细菌也就不能生存了。病毒外部是蛋白质，抗生素对它们是没有作用的。但干扰素可以干扰病毒 DNA 或 RNA 的复制，使病毒的数量不再增加，然后依靠人体自身的免疫系统清除剩下的病毒。

简单说来，细菌一般拥有完整的细胞体，而病毒只有遗传物质和包裹它的蛋白质，病毒不能独立繁殖，繁殖需要寄生体才行。

1. 外形与生存方式不同

(1) 细菌与病毒是两种完全不同的微生物。

(2) 细菌是由复杂的细胞构成，里面的遗传物质被层层包围，体积在 0.2 ~ 100 μm 不等，在常规显微镜下可以被观察到。而病毒结构简单，没有细胞结构，由蛋白质和核酸组成，体积以纳米计算，多数病毒要用电子显微镜才能观察到。

(3) 细菌包括有益菌和有害菌。细菌能自我繁殖，而病毒必须寄生到宿主的细胞内才能生存。病毒几乎可以感染所有的生物，包括细菌、真菌，常引起宿主发病。但在多数情况下，病毒可与宿主共存而不引起明显的疾病。

2. 产生的危害不同　细菌和病毒都会感染人体而导致类似的疾病，但危害却大不一样。举例来说，由链球菌感染引起的大叶性肺炎和冠状病毒感染导致的 SARS，二者的表面症状可能相似，都有咳嗽、发热等，但实际危害相差巨大，治疗方法也完全不同。

3. 对付手段难易程度不同　对于细菌感染导致的疾病，人类已经找到了比较有效的方法，就是抗生素，最典型的药物有青霉素、阿莫西林等。而病毒的结构简单，踪迹难寻，又寄存在细胞中，很难清除，且一旦其宿主发生改变，病毒就有可能产生变异，从无害变成有害，所以病毒已成为威胁人类健康最大的敌人，也是人类最难驾驭的一类病原体。如导致SARS的冠状病毒，它寄生在果子狸身上时没有危害，但一旦寄生到人体细胞后，就产生了巨大的破坏力。

4.侵害人体的作用机制不同　细菌产生大量细胞毒素，直接溶解细胞，使细胞凋亡。而绝大多数病毒只是利用细胞里的营养物质来繁殖，本身并不破坏细胞。

那么，病毒是如何侵害我们的身体呢？

病毒一旦附着在细胞膜上，会把膜穿透，以几种不同的方式进入细胞内部。不管用哪种方式，当病毒进入细胞以后立即开始自我复制，毕竟，快速繁殖和广泛分布是病毒能够存在的根本。为了完成复制，病毒强占细胞里的营养物质，利用细胞本身的蛋白质和遗传物质制造出大量病毒微粒。病毒的这种行为是一种强盗行为。

5.传播方式不同　病毒和细菌都经皮肤、呼吸道、消化道或泌尿生殖道等黏膜传播，在特定条件下也可直接进入血液循环。但是，病毒比细菌多一个传播方式，它可以通过胎盘屏障，直接由亲代传播给子代。在胎盘中，母体血和胎儿血之间有上皮细胞分隔，这就是“胎盘屏障”，使得胎盘具备防御功能。而细菌等病原体不能通过“胎盘屏障”。

6.病毒感染与细菌感染区别　病毒结构简单，缺乏完整的物质代谢系统，其生存必须依赖活细胞才能繁殖，而且对寄生的组织细胞有高度的选择性，临床常称之为亲和力，例如脑炎病毒为亲神经病毒，流感病毒为亲呼吸道病毒，因此不同类型的病毒，侵犯部位的不同可以导致不同的临床症状。

7.如何根据原始资料判断上感病原体

(1)从发病率上讲，85%～90%为病毒，细菌大概不足10%，另外，支原体等亦可引起。

(2)细菌：中毒征重，热退后精神依然不好；病毒：中毒征轻，热退后精神如常。

(3)细菌：多为驰张热型(体温忽上忽下)；病毒：多为稽留热型(体温居高不下)。

(4)扁桃体上有脓点——细菌;扁桃体上有疱疹、滤泡——病毒。

(5)扁桃体充血,表面不平、乌暗——细菌;扁桃体充血,表面光滑、色鲜——病毒。

(6)有卡他症状(留清涕)——病毒;有脓涕、脓性分泌物——细菌。

(7)病毒感染常伴皮疹。

(8)小年龄组(婴幼儿)——细菌多;大年龄组——病毒多。

(9)上感>3~5 d,多合并细菌感染。

(10)清涕、稀薄痰——多见病毒感染,但也有人认为其中少数为杆菌感染。

(11)咳嗽痰多——多为细菌;咳嗽痰少——多为病毒。

(12)中医学认为:清痰(涕)为寒,黄(脓)痰(涕)为热。现代医学从另一侧面认为:前者为病毒感染,但也有例外,小部分为杆菌,后者为细菌感染。

(13)血常规:病毒感染初期白细胞(WBC)可轻度升高,但中性粒细胞(N)多不高。细菌:一般二者均高,有三种情况。①WBC 升高,N 不高;②WBC 正常/稍低,N 升高——多为阴性菌;③WBC 升高,N 升高——多为阳性菌。血常规分类比总数更有意义。

(14)机查血常规 WBC 分类与手工差异大,应以手工为更准确。

(15)发热伴寒战——可能是细菌感染。

(16)发热伴手足凉——可能是阴性菌感染(革兰氏染色阴性菌败血症,要警惕休克)。

另外,在症状、体征不典型,血常规又“四不像”时,应结合 C 反应蛋白(CRP)、碱性磷酸酶染色(NALP)等检查综合分析。基于以上“经验”,临床操作看似“容易”,但是由于小儿解剖、生理、免疫等方面特殊,血常规又太“常规”了,往往缺乏特异性,儿童疾病又变化多端,转变迅速,我们的生活环境与发达国家不可比拟,积习难改(比如随地吐痰),所以,原发/继发细菌感染也就多了,要等一些化验结果出来(如病原培养、血清试验,且不说在基层没有相当条件),恐怕要耽误了孩子的病了。SARS 早期不也像上感吗?确诊它容易吗?不也少不了抗生素吗?在抗生素出现之前,人们用传统医学不也繁衍生息了吗?所以,用与不用,要辨证对待,具体问题具体分析。

8. 鉴别诊断　细菌性和病毒性感染是小儿呼吸道感染最常见的形式。虽然细菌性与病毒性呼吸道感染的临床症状比较相似，但也有一些区别。从以下几个方面对细菌性与病毒性呼吸道感染进行鉴别。

(1)病毒性呼吸道感染多具有明显的群体发病的特点，短期内有多数人发病，或一家人中有数人发病；而细菌性呼吸道感染则以散发性多见，患者身旁少有或没有同时发病的患者。

(2)病毒性上呼吸道感染一般喷嚏、流涕等卡他症状比咽部症状明显；而细菌性上呼吸道感染则扁桃体或咽部红肿及疼痛比较明显。若伴有腹泻或眼结膜充血，则倾向是病毒感染。

(3)单纯病毒性呼吸道感染多无脓性分泌物，细菌性感染脓痰是重要证据。

(4)病毒性感染起病急骤，全身中毒症状可轻可重；细菌感染，起病可急可缓，全身中毒症状相对较重。如果开始发热不高，2～3 d后，病情继而加重，多为细菌性感染。

(5)白细胞计数，一般病毒感染者白细胞总数偏低或正常，早期中性粒细胞百分数可稍高。而细菌感染时白细胞总数和中性粒细胞百分数均见高。

(6)对有发热症状的上呼吸道感染者，可给予退热药物如阿司匹林或安乃近、泰诺林等治疗。病毒性感染热势低，一般不超过38.5 ℃，故能取得暂时而明显的退热效果，全身症状亦有所改善；但细菌性感染者热势高，多高于38.5 ℃，服用同样剂量的退热药，退热效果较差，全身症状亦无明显改善。

(7)病毒性感染伴随发热时多精神状态尚可，而细菌性感染伴随高热者往往精神状态不佳，嗜睡，疲倦。

(8)病毒性感染咽部充血多成鲜红色，明显；细菌性感染则多为暗红色。

(9)在治疗上，病毒性感染服用一些清热解毒类中成药往往效果不错，而细菌性感染者常需配合应用敏感抗生素，才可有效控制病情。

活动二 资料收集

进行4课时,可通过三步完成,第一步收集职业暴露的有害因素相关知识,第二步收集护理职业防护的管理相关知识,第三步收集常见护理职业暴露相关知识。具体工作步骤及要求见表4-2-1。

表4-2-1 具体工作步骤及要求

序号	工作步骤	要求	课时	备注
1	收集职业暴露的有害因素相关知识	能快速准确收集整理职业暴露的有害因素相关资料,并能按照具体要求回答问题,在教师要求的时间内完成	1	
2	收集护理职业防护的管理相关知识	能快速准确收集护理职业防护的管理相关知识,并能按照具体要求回答问题,在教师要求的时间内完成	1	
3	收集常见护理职业暴露相关知识	能快速准确收集常见护理职业暴露相关知识,按照具体要求回答问题,在教师要求的时间内完成	2	

一、收集职业暴露的有害因素相关知识

1. 头脑风暴,每小组说出一种职业暴露的有害因素,会造成什么后果?

总结:职业暴露的有害因素有__________、__________、__________、__________。

2. 生物性因素

生物性因素主要是指医务人员在从事规范的诊断、治疗、护理及检验等工作过程中,意外接触、吸入或食入的病原微生物或含有病原微生物的污染物。生物性因素是影响护理职业安全最常见的职业性有害因素。护理工作环境中主要的生物性因素为细菌和病毒。

(1)护理工作环境中常见的致病菌有哪些？通常存在患者的哪些地方？通过何种途径感染护士及照护师？

(2)护理工作环境中常见的病毒有哪些？通过何种途径感染护士及照护师？

3.物理性因素

在日常护理工作中，常见的物理性有害因素有__________、__________、__________等。

(1)锐器伤：头脑风暴法，说出在医院或养老机构可能会发生哪些锐器伤？(图4-2-1，不少于6个)

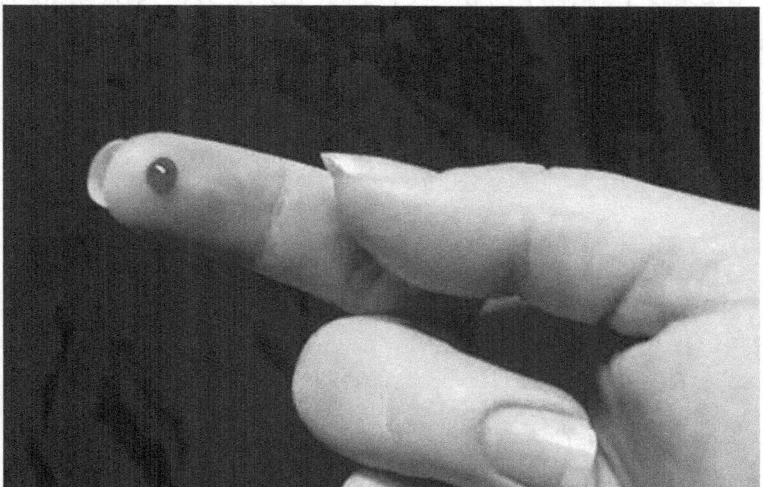

图4-2-1　锐器伤

（2）查阅资料，说出放射性因素给护理工作人员带来的危害。

（3）头脑风暴法，说出常见的温度性危害有哪些。

4. 化学性因素

化学性因素是指医务人员在从事规范的诊断、治疗、护理及检验等工作过程中，通过多种途径接触到的化学物质。在日常工作中，护士长期接触__________、__________、__________、__________等，可造成身体不同程度的伤害。

（1）查阅资料，了解化疗药物是通过何种途径给护理人员带来危害的，可能会带来何种危害。

(2)在医院和养老机构什么情况下会出现汞中毒？汞中毒会给人带来什么危害？

(3)头脑风暴除了上述提到的因素外，还有哪些因素会危害护理工作人员的健康？

二、收集护理职业防护的管理相关知识

1. 以小组为单位查阅资料，每组画出一种防护设施或防护用品，并解释用途（如口罩、面罩、护目镜、围裙、一次性隔离衣、鞋套等）。

2. 重视护士的个人保健，查阅资料，分别列出护士和照护师应该进行哪些健康查体和免疫接种项目？

三、常见护理职业暴露

1. 血源性病原体职业暴露

(1)查阅资料,血源性病原体通常存在于哪里?

(2)小组讨论,经血液传播的疾病有哪些?(每组最少说出2个)

(3)查阅资料,说出血源性病原体职业暴露的可能原因有哪些?

2. 锐器伤

小组讨论,锐器伤的原因有哪些?(提示:从医院管理因素、护士因素、患者因素方面进行讨论)

3. 化学药物职业暴露

查阅资料,化学药物暴露的原因有哪些?

4. 汞泄漏职业暴露

(1)头脑风暴:临床上什么设备含有汞?

(2)查阅资料:空气中汞含量多少时会危及人体健康?

(3)汞泄露的原因,举例说明。

三、评价

表 4-2-2　评价

<table>
<tr><td>班级</td><td colspan="2"></td><td>组别</td><td></td><td colspan="2">姓名</td><td></td></tr>
<tr><td>项次</td><td colspan="2">项目要求</td><td>配分</td><td>评分细则</td><td>自评得分</td><td>小组评价</td><td>教师评价</td></tr>
<tr><td rowspan="10">1. 素养（40 分）</td><td rowspan="4">纪律情况（15 分）</td><td>按时到岗，不早退</td><td>5</td><td>违反规定，每次扣 5 分</td><td></td><td></td><td rowspan="4"></td></tr>
<tr><td>积极思考回答问题</td><td>5</td><td>根据上课统计情况得 1 ~ 5 分</td><td></td><td></td></tr>
<tr><td>三有一无（有本、笔、书，无手机）</td><td>5</td><td>违反规定每项扣 3 分</td><td></td><td></td></tr>
<tr><td>执行教师命令</td><td>0</td><td>此为否定项，违规酌情扣 10 ~ 100 分，违反校规按校规处理</td><td></td><td></td></tr>
<tr><td rowspan="3">职业道德（10 分）</td><td>能与他人合作</td><td>3</td><td>不符合要求不得分</td><td></td><td></td><td rowspan="3"></td></tr>
<tr><td>主动帮助同学</td><td>3</td><td>能主动帮助同学得 3 分
被动得 1 分</td><td></td><td></td></tr>
<tr><td>追求完美</td><td>4</td><td>对工作精益求精且效果明显得 4 分
对工作认真得 3 分
其余不得分</td><td></td><td></td></tr>
<tr><td rowspan="2">5S（10 分）</td><td>桌面、地面整洁</td><td>5</td><td>自己的工位桌面、地面整洁无杂物，得 5 分
不合格不得分</td><td></td><td></td><td rowspan="2"></td></tr>
<tr><td>物品定置管理</td><td>5</td><td>按定置要求放置得 5 分
其余不得分</td><td></td><td></td></tr>
<tr><td colspan="2">快速阅读能力（5 分）</td><td>5</td><td>能快速准确明确任务要求并清晰表达得 5 分
能主动沟通在指导后达标得 3 分
其余不得分</td><td></td><td></td><td></td></tr>
<tr><td>2. 职业能力（40 分）</td><td>收集职业暴露的有害因素相关知识（10 分）</td><td>常见职业暴露的有害因素</td><td>10</td><td>能全部掌握得 10 分
部分掌握得 3 ~ 5 分
不清楚不得分</td><td></td><td></td><td></td></tr>
</table>

续表 4-2-2

班级			组别		姓名		
项次	项目要求		配分	评分细则	自评得分	小组评价	教师评价
2. 职业能力（40分）	护理职业防护的管理相关知识(10分)	常见护理职业防护的管理的认识	10	能全部掌握得10分 部分掌握得3～5分 不清楚不得分			
	收集常见护理职业暴露相关知识(20分)	常见护理职业暴露知识的掌握	20	能全部掌握得20分 部分掌握得5～10分 不清楚不得分			
3. 工作页完成情况（20分）	按时完成工作页	及时提交	5	按时提交5分，迟交不得分			
		内容完成程度	5	按完成情况分别得1～5分			
		回答准确率	5	视准确率情况分别得1～5分			
		有独到的见解	5	视见解程度分别得1～5分			
总分							
加权平均（自评20%，小组评价30%，教师评价50%）							
教师签字：				组长签字：			
请你根据以上打分情况，对本任务当中的工作和学习状态进行总体评述（从素养的自我提升方面、职业能力的提升方面进行评述，分析自己的不足之处，描述对不足之处的改进措施）							
教师指导意见：							

知识链接

艾滋病

获得性免疫缺陷综合征或称后天免疫缺乏综合征（Acquired immunodeficiency syndrome，AIDS，音译为艾滋病），是一种由人类免疫缺乏病毒（简称 HIV）的反转录病毒感染后，因免疫系统受到破坏，宿主逐渐成为许多伺机性疾病的攻击目标,导致多种临床症状,统称为综合征,而非单纯的一种疾病。这种病毒可通过直接接触黏膜组织如口腔、生殖器、肛门等或带有病毒的血液、精液、阴道分泌物、乳汁而传染。每年的12月1日为世界艾滋病日。

一、病原学

艾滋病属于逆转录病毒科慢病毒属中的人类慢病毒组,分为1型和2型。目前世界范围内主要流行HIV-1。HIV-1为直径为100~120 nm的球形颗粒,由核心和包膜两部分组成。核心包括两条单股RNA链、核心结构蛋白和病毒复制所必须的酶类,含有逆转录酶、整合酶和蛋白酶。HIV-1是一种变异性很强的病毒,不规范的抗病毒治疗是导致病毒耐药的重要原因。HIV-2主要存在于西非,目前在美国、欧洲、南非、印度等地均有发现。HIV-2的超微结构及细胞嗜性与HIV-1相似,其核苷酸和氨基酸序列与HIV-1相比明显不同。

HIV在外界环境中的生存能力较弱,对物理因素和化学因素的抵抗力较低。对热敏感,56 ℃处理30 min、100 ℃ 20 min可将HIV完全灭活。巴氏消毒及多数化学消毒剂的常用浓度均可灭活HIV。如75%的乙醇、0.2%次氯酸钠、1%戊二醛、20%的乙醛及丙酮、乙醚及漂白粉等均可灭活HIV。但紫外线或γ射线不能灭活HIV。

二、流行病学

1. 流行概况　世界卫生组织报道2010年全世界存活HIV携带者及艾滋病患者共3 400万,新感染270万,全年死亡180万人。每天有超过7 000人新发感染,全世界各地区均有流行,但97%以上在中、低收入国家,尤以非洲为重。专家估计,全球流行重灾区可能会从非洲移向亚洲。中国CDC估计,截止至2011年底,我国存活HIV携带者及艾滋病患者约78万人,全年新发感染者4.8万人,死亡2.8万人。疫情已覆盖全国所有省、自治区、直辖市。

目前我国面临艾滋病发病和死亡的高峰期,且已由吸毒、暗娼等高危人群开始向一般人群扩散。

2. 传染源　HIV感染者和艾滋病患者是本病的传染源。

3. 传播途径　HIV主要存在于感染者和患者的血液、精液、阴道分泌物、乳汁中(图4-2-2)。①性行为:与已感染的伴侣发生无保护的性行为,包括同性、异性和双性性接触。②静脉注射吸毒:与他人共用被感染者使用过的、未经消毒的注射工具,是一种非常重要的 HIV 传播途径。③母婴传播:在怀孕、生产和母乳喂养过程中,感染 HIV 的母亲可能会传播给胎儿及婴儿。④血液及血制品(包括人工受精、皮肤移植和器官移植)。而日常的握手,拥抱,礼节性亲吻,同吃同饮,共用厕所和浴室,共用办公室,公共交通工具、娱乐设施等日常生活接触不会传播 HIV。

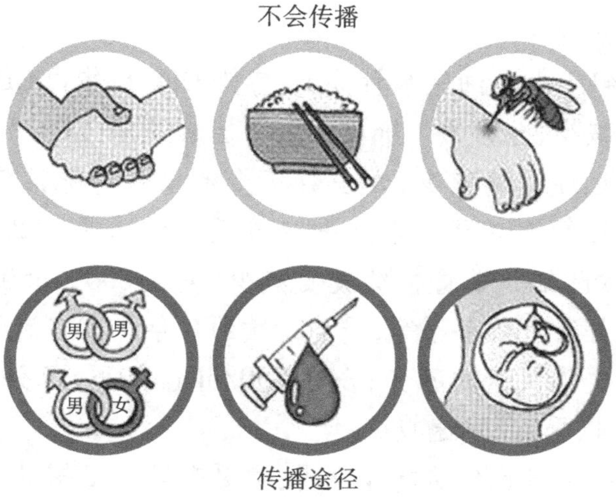

图 4-2-2　艾滋病传播途径

4. 易感人群　人群普遍易感。高危人群包括:男性同性恋者、静脉吸毒者、与 HIV 携带者经常有性接触者、经常输血及血制品者和 HIV 感染母亲所生婴儿。

三、发病机制

1. 病毒感染过程

(1)原发感染:HIV 需借助于易感细胞表面的受体进入细胞,包括第一受体和第二受体。HIV 进入人体后,在 24 ~48 h 内到达局部淋巴结,约 5 d 在外周血中可以检测到病毒成分,继而产生病毒血症,导致急性感染。

(2)HIV 在人体细胞内的感染过程:吸附及穿入。HIV-1 感染人体后,选择性的吸附于靶细胞的 CD4 受体上,在辅助受体的帮助下进入宿主细胞。经环化及整合、转录及翻译、装配、成熟及出芽,形成成熟的病毒颗粒。

(3)HIV 感染后的 3 种临床转归:由于机体的免疫系统不能完

全清除病毒，形成慢性感染，在临床上可表现为典型进展者、快速进展者和长期不进展者3种转归。

2. 抗HIV免疫反应　抗HIV免疫反应包括特异性免疫和非特异性免疫反应，以特异性免疫反应为主。包括特异性体液免疫和特异性细胞免疫。人体免疫系统主要通过针对HIV蛋白的各种特异性抗体、特异性$CD4^+$ T淋巴细胞免疫反应和CTL直接或分泌各种细胞因子(如肿瘤坏死因子，干扰素等)，抑制病毒复制。

3. 免疫病理

(1) $CD4^+$ T淋巴细胞数量减少：感染HIV后体内$CD4^+$ T淋巴细胞数量不断减少，分为3个阶段。①急性感染期：$CD4^+$T淋巴细胞数量短期内一过性迅速减少，大多数感染者未经特殊治疗，$CD4^+$T淋巴细胞数可自行恢复至正常水平或接近正常水平。②无症状感染期：$CD4^+$T淋巴细胞数量持续缓慢减少，多在800～350/mm^3之间，此期持续数月至十数年不等，平均持续约8年。③有症状期：$CD4^+$ T淋巴细胞再次较快速的减少，多在350/mm^3以下，部分晚期病人降至200/mm^3以下，并快速减少。

(2) $CD4^+$ T淋巴细胞功能障碍：主要表现为T辅助细胞1(Th1)细胞被T辅助细胞2(Th2)细胞代替、抗原递呈细胞功能受损、白细胞介素-2产生减少和对抗原反应活化能力丧失，使HIV/AIDS患者易发生各种感染。

(3) 异常免疫激活：HIV感染后，$CD4^+$、$CD8^+$ T淋巴细胞表达CD69、CD38和HLA-DR等免疫激活标志物水平异常的升高。异常的免疫激活状况不仅可以衡量血浆病毒载量的变化，还可以预测$CD4^+$T淋巴细胞减少的速度。

(4) 免疫重建：指经抗病毒治疗后，上述HIV所引起的免疫异常改变能恢复至正常或接近正常水平，与艾滋病相关的各种机会性感染和肿瘤的发生率下降，艾滋病患者的死亡率和发病率减少。但抗HIV治疗并不能使所有艾滋病患者获得免疫重建，也不能重建抗HIV的$CD4^+$T淋巴细胞特异性免疫反应，$CD8^+$ T淋巴细胞特异性抗HIV的能力也下降，这意味着病人需长期维持用药。

四、病理改变

1. 免疫系统病理变化　包括HIV相关性淋巴结病、脾脏淋巴细胞的高度耗竭，儿童患者的胸腺过早退化和晚期患者骨髓细胞减少等。

2. 临床病理变化　艾滋病是累及全身多器官系统的疾病，如皮肤黏膜、淋巴结、眼部、呼吸系统、消化系统、神经系统、泌尿系统等。除免疫系统病变，还包括多系统机会性感染（如病毒、细菌、真菌和原虫）和恶性肿瘤（包括卡波西肉瘤、恶性淋巴瘤和子宫颈癌），构成了艾滋病复杂的临床病理变化。

五、临床表现

我国将 HIV 感染分为急性期、无症状期和艾滋病期。

1. 急性期　通常发生在初次感染 HIV 后 2～4 周。临床主要表现为发热、咽痛、盗汗、恶心、呕吐、腹泻、皮疹、关节痛、淋巴结肿大及神经系统症状。多数患者临床症状轻微，持续 1～3 周后缓解。

此期在血液中可检出 HIV-RNA 和 P24 抗原，而 HIV 抗体则在感染后数周才出现。$CD4^{+}T$ 淋巴细胞计数一过性减少，CD4/CD8 比例可倒置。

2. 无症状期　可从急性期进入此期，或无明显的急性期症状而直接进入此期。

此期持续时间一般为 6～8 年。但也有快速进展和长期不进展者。此期的长短与感染病毒的数量、型别，感染途径，机体免疫状况等多种因素有关。

3. 艾滋病期　为感染 HIV 后的最终阶段。患者 $CD4^{+}T$ 淋巴细胞计数明显下降，多 $<200/mm^{3}$，HIV 血浆病毒载量明显升高。此期主要临床表现为 HIV 相关症状、各种机会性感染及肿瘤。

HIV 相关症状：主要表现为持续 1 个月以上的发热、盗汗、腹泻；体重减轻 10% 以上。部分病人表现为神经精神症状，如记忆力减退、精神淡漠、性格改变、头痛、癫痫及痴呆等。另外还可出现持续性全身性淋巴结肿大，其特点为：①除腹股沟以外有 2 个或 2 个以上部位的淋巴结肿大；②淋巴结直径≥1 cm，无压痛，无粘连；③持续时间 3 个月以上。

HIV 相关机会性感染及肿瘤的常见症状：发热、盗汗、淋巴结肿大、咳嗽咳痰咯血、呼吸困难、头痛、呕吐、腹痛腹泻、消化道出血、吞咽困难、食欲下降、口腔白斑及溃疡、各种皮疹、视力下降、失明、痴呆、癫痫、肢体瘫痪、消瘦、贫血、大小便失禁、尿储留、肠梗阻等。

六、常见的机会性感染

1. 呼吸系统　肺孢子菌肺炎（PCP）、肺结核、复发性细菌、真菌性肺炎。

2. 中枢神经系统　隐球菌脑膜炎、结核性脑膜炎、弓形虫脑病、各种病毒性脑膜炎。

3. 消化系统　白念珠菌食管炎，巨细胞病毒性食管炎、肠炎；沙门菌、痢疾杆菌、空肠弯曲菌及隐孢子虫性肠炎。

4. 口腔　鹅口疮、舌毛状白斑、复发性口腔溃疡、牙龈炎等。

5. 皮肤、淋巴结　带状疱疹、传染性软疣、尖锐湿疣、真菌性皮炎、甲癣、淋巴结结核。

6. 眼部　巨细胞病毒性及弓形虫性视网膜炎。

7. 常见肿瘤　子宫颈癌、恶性淋巴瘤、卡波西肉瘤等。

七、疾病危害

1. 对患者自身的危害　目前艾滋病已成为一种可控的慢性病。但仍有相当一部分患者因未及时诊治、病毒耐药或药物的副作用等原因而死亡或致残。同时由于社会对感染者的歧视，也常常给感染者带来沉重的精神压力。

2. 对他人的危害　感染者无保护的性行为、多个性伴侣、共用针具静脉吸毒及经过母婴途径等可将病毒传染给其他人。

3. 对家庭及社会的危害　虽然我国早已实施对 HIV 感染者“四免一关怀”的政策，但晚期并发症的治疗仍可能给家庭和社会带来沉重的经济负担，引发一些社会问题。

八、疾病检查

1. 诊断鉴别 HIV 感染的辅助检查　①HIV 抗体初筛试验(ELISA)：敏感性高，可有假阳性出现。对于初筛阳性的患者，应经确证试验确证。②HIV 抗体确证试验(WB)：世界卫生组织规定，只要出现 2 个 env 条带即可判定为阳性。③HIV－RNA：敏感性为 100%，但偶尔会出现假阳性，但假阳性结果通常低于 2 000 cp/mL，而急性感染期病毒载量通常很高，平均在 106 cp/mL。④P24 抗原：有助于早期诊断，灵敏性及特异性均较高。⑤快速检测试验：可采集全血或毛细血管的血液，一般 15～30 min 可出结果。但假阳性及假阴性率均较高，不做为常规检测。

2. 并发症的辅助检查　艾滋病是一种可以累及全身各个器官的疾病，因此可能会涉及所有种类的血液检查、排泄物、分泌物、体液检查(包括尿液、粪便、痰液、肺泡灌洗液、脑脊液、胸水、腹水)、骨髓检查及针对不同部位、不同种类的并发症的影像学检查(包括各部位的超声、X 射线、CT、MRI、PET-CT),活组织病理或细胞学检查(对肿瘤,分支杆菌、真菌、巨细胞病毒等感染的诊断及鉴别意义重大)。以上检查需要针对每名患者的不同并发症进行选择性检查。

需要特别提到的是,各期的患者,无论病情是否稳定,均需要监测 $CD4^{+}T$ 淋巴细胞计数和 HIV-RNA,以便及时开始抗病毒治疗和抗病毒用药调整。

九、诊断标准

HIV 感染的诊断。①流行病学史:不安全性生活史、静脉注射毒品史、输入未经抗 HIV 抗体检测的血液或血液制品、HIV 抗体阳性者所生子女或职业暴露史等。②临床表现:各期表现不同,见下述。③实验室检查:诊断 HIV 感染必须是经确认试验证实的 HIV 抗体阳性,而 HIV-RNA 和 P24 抗原的检测有助于 HIV/AIDS 的诊断,尤其是能缩短抗体“窗口期”和帮助早期诊断新生儿的 HIV 感染。

1. 急性期诊断标准　病人近期内有流行病学史和临床表现,结合实验室 HIV 抗体由阴性转为阳性即可诊断,或仅实验室检查 HIV 抗体由阴性转为阳性即可诊断。80% 左右 HIV 感染者感染后 6 周初筛试验可检出抗体,几乎 100% 感染者 12 周后可检出抗体,只有极少数患者在感染 3 个月后或 6 个月后才检出。

2. 无症状期诊断标准　有流行病学史,结合 HIV 抗体阳性即可诊断,或仅实验室检查 HIV 抗体阳性即可诊断。

3. 艾滋病期

(1)原因不明的持续不规则发热 38 ℃以上,>1 个月。

(2)慢性腹泻次数多于 3 次/d,>1 个月。

(3)6 个月之内体重下降 10% 以上。

(4)反复发作的口腔白念珠菌感染。

(5)反复发作的单纯疱疹病毒感染或带状疱疹病毒感染。

(6)肺孢子菌肺炎。

(7)反复发生的细菌性肺炎。

(8)活动性结核或非结核分枝杆菌病。

(9)深部真菌感染。

(10)中枢神经系统占位性病变。

(11)中青年人出现痴呆。

(12)活动性巨细胞病毒感染。

(13)弓形虫脑病。

(14)青霉菌感染。

(15)反复发生的败血症。

(16)皮肤黏膜或内脏的卡波西肉瘤、淋巴瘤。

诊断标准:①有流行病学史、实验室检查 HIV 抗体阳性,加上述各项中的任何一项,即可诊断为艾滋病。②HIV 抗体阳性,而 $CD4^+$ T 淋巴细胞数<200/mm^3,也可诊断为艾滋病。

十、疾病治疗

1. 一般治疗　对 HIV 感染者或获得性免疫缺陷综合征患者均无须隔离治疗。对无症状 HIV 感染者,仍可保持正常的工作和生活。应根据具体病情进行抗病毒治疗,并密切监测病情的变化。对艾滋病前期或已发展为艾滋病的患者,应根据病情注意休息,给予高热量、多维生素饮食。不能进食者,应静脉输液补充营养。加强支持疗法,包括输血及营养支持疗法,维持水及电解质平衡。

2. 抗 HIV 治疗　高效抗逆转录病毒治疗(highly active anti-retroviral therapy,HAART)是艾滋病的最根本的治疗方法,而且需要终生服药。治疗目标:最大限度地抑制病毒的复制,保存和恢复免疫功能,降低病死率和 HIV 相关性疾病的发病率,提高患者的生活质量,减少艾滋病的传播。

3. 开始抗逆转录病毒治疗的指征和时机

(1)成人及青少年开始抗逆转录病毒治疗的指征和时机

下列情况之一建议治疗:艾滋病期患者;急性期;无症状期 $CD4^+$ T 淋巴细胞<350/mm^3;$CD4^+$T 淋巴细胞每年降低大于 100/mm^3;HIV-RNA>105 cp/mL;心血管疾病高风险;合并活动性 HBV/HCV 感染;HIV 相关肾病;妊娠。开始 HAART 前,如果存在严重的机会性感染或既往慢性疾病急性发作,应控制病情稳定后再治疗。

(2)婴幼儿和儿童开始抗逆转录病毒治疗的指征和时机

以下情况之一建议治疗:小于 12 个月的婴儿;12 至 35 个月的婴儿,$CD4^+$T 淋巴细胞比例<20%,或总数<750/mm^3;36 个月以上的儿童,$CD4^+$T 淋巴细胞比例<15%,或总数<350/mm^3。

4. 抗反转录病毒药物

(1)国际现有药物:6 大类 30 多种。核苷类反转录酶抑制剂

(NRTIs)、非核苷类反转录酶抑制剂(NNRTIs)、蛋白酶抑制剂(PIs)、整合酶抑制剂(integrase inhibitor)、融合酶抑制剂(FIs)及CCR5抑制剂。

(2)国内ARV药物:目前4类,12种。

某些特殊人群(如儿童,孕妇,合并结核、肝炎及静脉吸毒者)的抗病毒治疗均有其特殊性,应具体问题具体分析,不能照搬以上方案。

依从性很重要。抗病毒治疗前,应与患者有充分的交流,让他们了解治疗的必要性、治疗后可能出现的不适、依从性的重要性、服药后必须进行定期的检测,以及在发生任何不适时应及时与医务人员联系。同时要得到其家属或朋友的支持,以提高患者的依从性。抗病毒治疗过程中,应监测$CD4^+$T淋巴细胞、HIV-RNA及常规血液检测,以评价疗效及副作用。

十一、疾病预后

1.无症状长期稳定　见于及时进行抗病毒治疗,服药依从性好,且未出现病毒耐药及严重药物不良反应者。也见于感染后长期不进展者。

2.致残　部分患者因并发症未能治愈,可能导致失明或其他器官功能障碍。

3.死亡　见于晚期患者,未及时抗病毒治疗,常死于并发症或药物的副反应。

十二、预防HIV感染

1.传染源的管理　高危人群应定期检测HIV抗体,医疗卫生部门发现感染者应及时上报,并应对感染者进行HIV相关知识的普及,以避免传染给其他人。感染者的血液、体液及分泌物应进行消毒。

2.切断传播途径　避免不安全的性行为,禁止性乱交,取缔娼妓。严格筛选供血人员,严格检查血液制品,推广一次性注射器的使用。严禁注射毒品,尤其是共用针具注射毒品。不共用牙具或剃须刀。不到非正规医院进行检查及治疗。

3.保护易感人群　提倡婚前、孕前体检。对HIV阳性的孕妇应进行母婴阻断。包括产科干预(终止妊娠,剖宫产)+抗病毒药物+人工喂养。医务人员严格遵守医疗操作程序,避免职业暴露。出现职业暴露后,应立即向远心端挤压伤口,尽可能挤出损伤处的血液,再用肥皂液和流动的清水冲洗伤口;污染眼部等黏膜时,应用大量生理盐水反复对黏膜进行冲洗;用75%的酒精或0.5%碘伏对伤口局部进行消毒,尽量不要包扎。然后立即请感染科专业医生进行危险度评估,决定是否进行预防性治疗。如需用药,应尽可能在发生职业暴露后最短的时间内(尽可能在2 h内)进行预防性用药,最好不超过24 h,但即使超过24 h,也建议实施预防性用药。还需进行职业暴露后的咨询与监测。

十三、饮食及生活注意

(1)每日摄取足够的能量,需肉、蛋、奶等高能量、高蛋白、好消化的饮食。多吃新鲜蔬菜和水果。少食多餐。注意饮食卫生,尤其不进食生冷肉食。对于腹泻及消化不良的患者应保持足够水分摄入,多进食液体食物。

(2)戒烟酒。适当锻炼。保持良好情绪,减轻心理压力。

十四、疾病护理

艾滋病是一种慢性、进行性、致死性传染病,护理时需要经过专业培训的护理人员。除HIV外,还包括并发症的护理。除注意HIV的消毒隔离外,还应针对患者的并发症的不同病原,做好呼吸道、体液及接触隔离。要严格无菌操作,严格消毒隔离;接触患者的血液和体液时,应带好手套、口罩或防护眼镜、穿好隔离衣,做好自我防护。

另外,针对艾滋病患者出现的不同临床症状,如发热、腹泻、皮肤疾病、呼吸道症状、消化道症状等进行不同护理。

1.心理护理　艾滋病患者不仅要面对疾病的折磨、死亡的威胁,还要承受来自社会和家庭的压力和歧视,因此常常出现情绪异常,甚至自杀倾向。这就需要加强心理护理。密切观察患者的心理变化,注意倾听患者诉说,建立良好的信任关系,帮助他们树立起对生活的信心和希望。

2.家庭护理　艾滋病是一种可控的慢性传染病,家属应了解关于艾滋病的传播方式、如何防治等基本信息,给患者精神上的支持,帮助他们树立生活的信心。同时注意自我防护,防止HIV的进一步传播。

活动三 制订职业防护方案

本活动将进行4课时，可通过四步完成，第一步制订血源性病原体暴露的预防方案，第二步制订锐器伤的预防措施及处理方案，第三步制订化学药物职业暴露的预防方案，第四步制订汞泄露的预防措施及应急处理方案，具体工作步骤及要求见表4-3-1。

表4-3-1 具体工作步骤及要求

序号	工作步骤	要求	课时	备注
1	制订血源性病原体暴露的预防方案	能选择合适的工具及仪器，制订合理的血源性病原体暴露的预防方案	1	
2	制订锐器伤的预防措施及处理方案	能选择合适的工具及仪器，制订合理的锐器伤的预防措施及处理方案	1	
3	制订化学药物职业暴露的预防方案	能选择合适的工具及仪器，制订合理的化学药物职业暴露的预防措施方案	1	
4	制订汞泄露的预防措施及应急处理方案	能选择合适的工具及仪器，制订合理的汞泄露的预防措施及应急处理方案	1	

一、制订血源性病原体暴露的预防方案

1. 查阅资料，对比现有工具，从实训场选择合适的接触血液与体液操作的的护理仪器或设备，并展示其用法。

2. 以小组为单位写出详细预防方案，包括洗手、个人防护、安全注射、医疗废物的处理等。

二、制订锐器伤的预防措施及处理方案

1. 查阅资料，对比现有工具，从实训场选择合适的护理工具及护理仪器能够有效预防针刺伤，并演示、说明其用法。

2. 以小组为单位写出详细的锐器伤的应急处理方案。

三、制订化学药物职业暴露的处理方案

1. 查阅资料，对比现有工具，从实训场选择合适的能够有效预防化学药物职业暴露的护理工具及护理仪器，并演示其用法。

2. 以小组为单位写出详细的化学药物外溢的处理方案。

3. 以小组为单位写出详细的化学药物暴露后的处理方案。

四、制订汞泄露的处理方案

任务：以小组为单位写出详细的汞泄露的应急处理方案。

五、评价

表 4-3-2　评价

<table>
<tr><td>班级</td><td colspan="2"></td><td>组别</td><td></td><td colspan="2">姓名</td><td></td></tr>
<tr><td>项次</td><td colspan="2">项目要求</td><td>配分</td><td>评分细则</td><td>自评得分</td><td>小组评价</td><td>教师评价</td></tr>
<tr><td rowspan="10">1. 素养（40 分）</td><td rowspan="4">纪律情况（15 分）</td><td>按时到岗，不早退</td><td>5</td><td>违反规定，每次扣 5 分</td><td></td><td></td><td rowspan="4"></td></tr>
<tr><td>积极思考回答问题</td><td>5</td><td>根据上课统计情况得 1 ~ 5 分</td><td></td><td></td></tr>
<tr><td>三有一无（有本、笔、书，无手机）</td><td>5</td><td>违反规定每项扣 3 分</td><td></td><td></td></tr>
<tr><td>执行教师命令</td><td>0</td><td>此为否定项，违规酌情扣 10 ~ 100 分，违反校规按校规处理</td><td></td><td></td></tr>
<tr><td rowspan="3">职业道德（10 分）</td><td>能与他人合作</td><td>3</td><td>不符合要求不得分</td><td></td><td></td><td rowspan="3"></td></tr>
<tr><td>主动帮助同学</td><td>3</td><td>能主动帮助同学得 3 分
被动得 1 分</td><td></td><td></td></tr>
<tr><td>追求完美</td><td>4</td><td>对工作精益求精且效果明显得 4 分
对工作认真得 3 分
其余不得分</td><td></td><td></td></tr>
<tr><td rowspan="2">5S（10 分）</td><td>桌面、地面整洁</td><td>5</td><td>自己的工位桌面、地面整洁无杂物，得 5 分
不合格不得分</td><td></td><td></td><td rowspan="2"></td></tr>
<tr><td>物品定置管理</td><td>5</td><td>按定置要求放置得 5 分
其余不得分</td><td></td><td></td></tr>
<tr><td colspan="2">快速阅读能力（5 分）</td><td>5</td><td>能快速准确明确任务要求并清晰表达得 5 分
能主动沟通在指导后达标得 3 分
其余不得分</td><td></td><td></td><td></td></tr>
<tr><td>2. 职业能力（40 分）</td><td>制订职业防护方案</td><td>制订出合理的血源性病原体暴露、锐器伤、化学药物、汞泄露方案</td><td>40</td><td>能制订出合理的护理方案 40 分
部分合理得 10 ~ 30 分
不合理不得分</td><td></td><td></td><td></td></tr>
</table>

续表 4-3-2

<table>
<tr><td>班级</td><td colspan="2"></td><td>组别</td><td></td><td colspan="2">姓名</td><td></td></tr>
<tr><td>项次</td><td colspan="2">项目要求</td><td>配分</td><td>评分细则</td><td>自评得分</td><td>小组评价</td><td>教师评价</td></tr>
<tr><td rowspan="4">3. 工作页完成情况（20 分）</td><td rowspan="4">按时完成工作页</td><td>及时提交</td><td>5</td><td>按时提交 5 分，迟交不得分</td><td></td><td></td><td rowspan="4"></td></tr>
<tr><td>内容完成程度</td><td>5</td><td>按完成情况分别得 1 ~5 分</td><td></td><td></td></tr>
<tr><td>回答准确率</td><td>5</td><td>视准确率情况分别得 1 ~5 分</td><td></td><td></td></tr>
<tr><td>有独到的见解</td><td>5</td><td>视见解程度分别得 1 ~5 分</td><td></td><td></td></tr>
<tr><td colspan="5">总分</td><td></td><td></td><td></td></tr>
<tr><td colspan="5">加权平均（自评 20%，小组评价 30%，教师评价 50%）</td><td colspan="3"></td></tr>
<tr><td colspan="4">教师签字：</td><td colspan="4">组长签字：</td></tr>
<tr><td colspan="8">请你根据以上打分情况，对本任务当中的工作和学习状态进行总体评述（从素养的自我提升方面、职业能力的提升方面进行评述，分析自己的不足之处，描述对不足之处的改进措施）</td></tr>
<tr><td colspan="8">教师指导意见：</td></tr>
</table>

知识链接

针刺伤的预防与处理

医护人员经血液传播疾病的职业暴露主要途径是被血液污染的医疗器械刺伤，统称为针刺伤。目前已证实的有 20 多种病原体可经针刺伤传播，导致职业感染的发生，其中最常见的是乙型肝炎病毒（HBV）、丙型肝炎病毒（HCV）、艾滋病病毒（HIV）。据美国 CDC 估计，健康的医务人员患传染病 80% ~90% 是由针刺伤所致，被针刺伤的医务人员中护士占 80%。虽然医护人员在医疗工作中被锐器（包括针头）伤害是不可避免的，但美国 CDC 的评定表明：62% ~88% 的锐器伤害是可以预防的。预防和处理针刺伤，将针刺伤对护士的危害降至最低限度，可采取以下措施。

一、预防

1. 加强职业防护教育和宣传　主要通过普及标准预防知识来改变导致锐器伤的危险行为。加强对护理人员的职业防护知识的培训，包括职业暴露的主要途径、危险性和自我防护措施、医疗器械的处理、锐器伤的处理措施、医院感染知识和消毒隔离制度以及规范化的操作程序等。医院对工作中有可能接触血液的工作人员进行培训；特别是对年轻护士，要把职业防护教育作为岗前的一项特殊培训，以加强对针刺伤的认识，提高自我防护意识，使她们在工作中做好职业防护。

2. 培养良好的工作习惯　操作时戴手套十分重要。但临床现状并不乐观，调查显示，护理人员在工作中预料要接触病人血液或体液时只有25.3%的人戴手套。此外，工作中还要养成良好的工作习惯，如不徒手处理破碎的玻璃器械，操作完毕及时做好收尾工作不随手乱放，专用容器及时更换切勿堆放过满，手持无针套注射器或锐器行动时，不要将针头与锐器面对自己或他人等。

3. 改变危险的工作行为　禁止用双手将使用过的针头重新套上针帽；采用单手复帽技术或使用一种器械夹持住针头鞘帽以复帽盖住针头；避免用手分离针头；采集血标本后避免带针头传递；不能将针尖指向身体任何部位；不将用过的器具传递给别人；在进行侵入性操作时，一定要保障足够的光线；用过的一次性注射器、针头、手术刀片和其他尖锐物品装入防水耐刺穿的容器内，容器置于尽可能接近这些物品使用的区域；严禁处置前折弯或折断针头增加不必要的操作而增加感染概率；为不合作的患者治疗必须有他人协助等。

4. 建立针刺伤的报告制度　医院成立有针刺伤的报告系统和制度，制订了针刺伤的应急预案，以便医护人员在发生针刺意外时，得到及时的咨询和处理，同时制订了使用锐器时的安全操作守则。

5. 提供安全的工作环境和工作条件　医院提供足够的手套、隔离衣等个人保护性设备、安全针头、注射器、负压标本试管采血、便于丢弃污染针头的锐器回收盒，减少医疗锐器伤的发生。此外减少滥用注射治疗，即在口服给药有效或临床表现、诊断不支持注射治疗的则不用注射治疗，以减少非安全注射概率。配备专职院感监控员，做好针刺后的管理。规范医疗垃圾的处理等。有条件的医院还可提供用于防止针刺伤的产品。一是无针头的产品，由于其减少了针头的使用频率，使得与之相关的针刺伤减少了43%。二是具有安全保护性的产品，如可收缩针头的注射器等，使针刺伤的发生率减少了76%。三是个人保护产品，如外科医生使用的顶针。四是锐器盒的使用也十分有效。

二、发生针刺伤的处理

1. 伤口局部紧急处理措施　当发生针刺伤时立即用流动水冲洗伤口；反复轻轻挤压伤口，尽可能挤出损伤处的血液；伤口用75%乙醇或0.5%碘伏等浸泡或涂抹消毒，并包扎伤口。

2. 进行风险评估和医学观察确定暴露级别　对于暴露源开展针刺伤后感染HBV、HCV、HIV等经血液传播疾病的流行病学调查，以便根据患者检验报告情况采取相应的预防治疗措施和跟踪检查。如注射免疫球蛋白、乙肝疫苗或采取艾滋病职业暴露处理等。

3. 报告反馈制度　针刺伤发生后启用针刺伤应急处理工作程序，逐级上报到相关部门，由控感科进行现场调查、登记、风险评估、给予指导和帮助，可疑HIV感染时及时与当地CDC取得联系。

附：针刺伤三部曲

针刺伤处置的原理你懂吗？

发生针刺伤后“挤、冲、消”，是工作现场处置伤口最为关键的3个步骤，通常简称“锐器伤处置三步曲”。看似简单的“挤、冲、消”，你知道其中的原理吗？

★ 一挤：挤血是处置伤口的首要步骤。

发生锐器伤后，应立即在伤口近心端轻轻挤压，尽可能挤出损伤处的血液，避免挤压伤口局部。

之所以把挤血放在首位，是因为挤血的动作在受伤现场可以立即做到，其目的是快速阻断浅表静脉回流，阻止伤口局部沾染的血源性病原体随着静脉回流入血。挤血时切忌一挤一松！

一般情况下，医务人员用手操作的机会多，手指受伤的概率极大，因此，推荐“环状挤压手指近心端”，而且，在受伤地点立即进行。

★ 二冲：用肥皂水和流动水反复冲洗伤口。

用流动水冲洗伤口的目的是借助流动水的冲刷力，尽可能清除伤口局部残留的沾染血源性病原体的血液，而建议用肥皂水冲洗是因为肥皂属于脂溶剂，血源性病原体如HBV、HCV、HIV等属于亲脂病毒,肥皂能够很好的去污及去除局部残留病毒。冲洗的时间要根据受伤的程度来决定:一般需要冲洗5~10 min,如果暴露类型为损伤面积大、伤口深,或者割伤,或者暴露源为HIV感染且病毒载量水平为重度类型,则应适当延长冲洗时间。

★ 三消:用0.5%碘伏或75%乙醇消毒伤口。

消毒是对前两步可能没有清理掉的血源性病原体进行的“就地歼灭”,既可以杀灭伤口局部可能残留的细菌和病毒,又可预防伤口感染。

消毒之前,先用棉签拭干伤口局部的水分,再对伤口进行彻底消毒。

挤血、冲洗、消毒作为锐器伤处置“三步曲”,每一步都有着特殊意义,只有充分了解其中含义,知其然,知其所以然,才能把握最佳处置时机,用最正确的处置方法,发挥“三步曲”的最大处置效应。

当然,再完美的应急处置,也仅仅是事后弥补!真正的职业安全,不仅要树立标准预防的意识,还要养成规范操作的良好习惯。

活动四　职业防护方案实施

本活动将进行6课时，可通过四步完成，第一步进行血源性病原体暴露职业防护方案实施护理，第二步进行锐器伤的预防措施及处理方案，第三步进行化学药物职业暴露的预防措施方案，第四步进行汞泄露的预防措施及应急处理方案。具体工作步骤及要求见表4-4-1。

表4-4-1　具体工作步骤及要求

序号	工作步骤	要求	课时	备注
1	血源性病原体暴露职业防护方案实施护理	能正确使用防护工具，进行职业防护，并处理突发状况	2	
2	锐器伤的预防措施及处理方案	能正确使用防护工具，进行职业防护，并处理突发状况	2	
3	化学药物职业暴露的预防措施方案	能正确使用防护工具，进行职业防护，并处理突发状况	1	
4	汞泄露的预防措施及应急处理方案	能正确使用防护工具，进行职业防护，并处理突发状况	1	

一、血源性病原体暴露职业防护方案实施护理

以小组为单位，按已制订好的方案进行职业防护讲座。

（一人为专家，另一人为主持人，组内其他人为培训员，可随时提问专家）。

二、锐器伤的预防措施及处理方案

以小组为单位,根据制订好的方案,以小品的形式,表演针刺伤的处理方式及如何做好预防针刺伤。

三、化学药物暴露的预防措施方案

以小组为单位,根据制订好的方案,以小品的形式,表演眼睛被污染时,应该如何处理,如何做好预防化学药物暴露。

四、汞泄露的预防措施及应急处理方案

以小组为单位,根据制订好的方案,以小品的形式,表演汞泄露时,应该如何处理? 如何做好预防汞泄露?

场景:照护师小李,手里拿着一盒温度计,刚给老人们测完体温。这时,有人喊他,突然手滑,温度计碎了一地。小李慌了,这时护理部主管(PDL)来了,然后……

五、评价

表 4-4-2 评价

班级			组别		姓名		
项次	项目要求		配分	评分细则	自评得分	小组评价	教师评价
1. 素养（40 分）	纪律情况（15 分）	按时到岗，不早退	5	违反规定，每次扣 5 分			
		积极思考回答问题	5	根据上课统计情况得 1 ~ 5 分			
		三有一无（有本、笔、书，无手机）	5	违反规定每项扣 3 分			
		执行教师命令	0	此为否定项，违规酌情扣 10 ~ 100 分，违反校规按校规处理			
	职业道德（10 分）	能与他人合作	3	不符合要求不得分			
		主动帮助同学	3	能主动帮助同学得 3 分 被动得 1 分			
		追求完美	4	对工作精益求精且效果明显得 4 分 对工作认真得 3 分 其余不得分			
	5S（10 分）	桌面、地面整洁	5	自己的工位桌面、地面整洁无杂物，得 5 分 不合格不得分			
		物品定置管理	5	按定置要求放置得 5 分 其余不得分			
	快速阅读能力（5 分）		5	能快速准确明确任务要求并清晰表达得 5 分 能主动沟通在指导后达标得 3 分 其余不得分			
2. 职业能力（40 分）	血源性病原体暴露预防（10 分）	能正确使用工具，采取适当的措施进行血源性病原体暴露预防	10	能正确使用工具照护得 10 分 部分正确得 1 ~ 5 分 不正确不得分			
	锐器伤预防处理措施（10 分）	能正确使用工具，采取适当的措施进行锐器伤预防处理	10	能正确使用工具照护得 10 分 部分正确得 1 ~ 5 分 不正确不得分			

续表 4-4-2

<table>
<tr><td>班级</td><td colspan="2"></td><td>组别</td><td></td><td colspan="2">姓名</td><td></td></tr>
<tr><td>项次</td><td colspan="2">项目要求</td><td>配分</td><td>评分细则</td><td>自评得分</td><td>小组评价</td><td>教师评价</td></tr>
<tr><td rowspan="2">2. 职业能力（40 分）</td><td>化学药物暴露预防及处理（10 分）</td><td>能正确使用工具，采取适当的措施进行化学药物暴露预防及处理</td><td>10</td><td>能正确使用工具照护得 10 分
部分正确得 1～5 分
不正确不得分</td><td></td><td></td><td></td></tr>
<tr><td>汞泄露预防及处理（10 分）</td><td>能正确使用工具，采取适当的措施进行汞泄露预防及处理</td><td>10</td><td>能正确使用工具照护得 10 分
部分正确得 1～5 分
不正确不得分</td><td></td><td></td><td></td></tr>
<tr><td rowspan="4">3. 工作页完成情况（20 分）</td><td rowspan="4">按时完成工作页</td><td>及时提交</td><td>5</td><td>按时提交 5 分，迟交不得分</td><td></td><td></td><td rowspan="4"></td></tr>
<tr><td>内容完成程度</td><td>5</td><td>按完成情况分别得 1～5 分</td><td></td><td></td></tr>
<tr><td>回答准确率</td><td>5</td><td>视准确率情况分别得 1～5 分</td><td></td><td></td></tr>
<tr><td>有独到的见解</td><td>5</td><td>视见解程度分别得 1～5 分</td><td></td><td></td></tr>
<tr><td colspan="5">总分</td><td></td><td></td><td></td></tr>
<tr><td colspan="5">加权平均（自评 20%，小组评价 30%，教师评价 50%）</td><td colspan="3"></td></tr>
<tr><td colspan="4">教师签字：</td><td colspan="4">组长签字：</td></tr>
<tr><td colspan="8">请你根据以上打分情况，对本任务当中的工作和学习状态进行总体评述（从素养的自我提升方面、职业能力的提升方面进行评述，分析自己的不足之处，描述对不足之处的改进措施）</td></tr>
<tr><td colspan="8">教师指导意见：</td></tr>
</table>

知识拓展

抗肿瘤化疗药物配制的防护

目前我国对抗肿瘤化疗药物缺乏规范的管理,配制化疗药的防护设备较少,操作人员缺少必要的防护用具以及存在对抗肿瘤药物废弃物管理不善等一系列问题,正对医院环境及护士的健康构成威胁。护士应提高对抗肿瘤药物潜在危险性的认识,深入认识和了解安全的重要性,严格遵守有效的防护措施。

一、具体防护措施

1. 凡开展化疗的医疗单位,一定要坚持化疗的防护原则:①工作人员尽量减少对化疗药不必要的接触。②尽量减少化疗药对环境的污染。

2. 切实加强对接触抗癌药护士的工作科学规范化管理,加强接触抗癌药护士的自我防护知识的教育,进行专职培训,实行常规性防护知识考核,制订护士接触抗癌药操作规程、安全防护措施。

3. 每年定期为接触抗癌药的护士进行体检,护士怀孕和哺乳期可考虑暂时脱离接触抗癌药物的环境,以免对其后代产生不良影响。

4. 抗肿瘤药物最好在生物安全柜内备药,可以防止含有药物微粒的气溶胶或气雾对操作者的危害。

5. 最好将药物处理中心化,采用集中式管理,有利于废弃物的集中处置,以使污染缩小到最小范围,以利于职业安全和环境保护。

6. 改善医疗器具,提倡使用无排气管的软包装输液袋,防止有毒气体排到空气中。

7. 接触抗癌药的护士操作前要穿防护衣,戴一次性口罩、帽子、聚氯乙烯手套。可将乳胶手套套在聚氯乙烯手套外面,以方便操作。有条件的戴目镜。

8. 戴手套前及脱离手套之后应认真洗手。

9. 冷冻粉剂安瓿打开时,有溅出的危险,需用无菌纱布包裹打开;溶解药物时,溶媒应沿安瓿壁缓慢注入瓶底,待药粉浸透后再搅动。

10. 使用针腔较大的针头抽取药液,所抽药液不宜超过注射器容量的3/4,防止针栓脱出,药液外溢。

11. 瓶装药液稀释后应立即抽出瓶内气体,防止瓶内压力过高,药液从针眼处溢出或将针栓推出,使药液外溢。在瓶装稀释及抽取时还可以采用双针头抽取药液法。

12. 操作时应确保空针及输液管接头处衔接紧密,以免药液外漏。

13. 用注射器抽吸药液后排空气时,用一片无菌酒精棉片放在针头周围,以免药液外流污染。

14. 如果药液不慎溅入眼内或皮肤上,应立即用生理盐水反复冲洗。撒在桌面或地面的药液,应及时用纱布吸附并用清水冲洗。

15. 药物备好后应放在采用一次性防渗透无菌巾铺成的无菌盘中备用,用后按污物处理。

16. 在完成全部药物配制后,需用75%乙醇擦拭操作柜内部和操作台表面。

17. 使用一次性注射器及输液器。

18. 药液输完后拔针时应戴聚氯乙烯手套。处理化疗患者的尿液、粪便、呕吐物或分泌物时必须戴手套。

19. 静脉给药时若需从墨非滴管加入药物,必须先用无菌棉球围住滴管开口处再行加药。加药速度不宜过快,以防药物从管口溢出。

20. 接触化疗药物的用具、污物应放入专用袋内集中封闭处理,化疗废弃物应放在带盖的容器中并注明标记,防止蒸发而污染室内空气。

21. 不可在配药间进食、饮水、吸烟,减少药物对人体的损害。

二、全自动静脉注射液体配制机器人

近日,国内首台化疗药物全自动静脉注射液体配制机器人在解放军第302医院投入使用(图4-4-1),该设备对患者和医务人员提供安全保护的同时,有效提高了化疗药品配置的精确度,进一步提高了治疗效果。

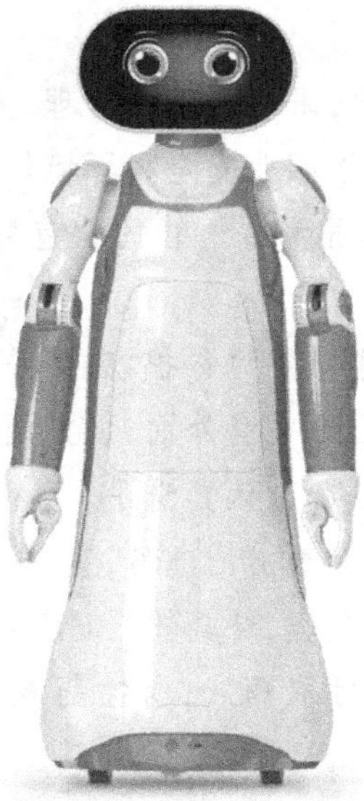

图4-4-1 配液机器人

化疗药品能作用在肿瘤细胞生长繁殖的不同环节上,根据患者的病理诊断和分期,选择配置不同的药物和剂量,抑制或杀死肿瘤细胞,是目前治疗肿瘤的主要手段之一。但其本身具有很强的放射性和毒性污染,能对人体和环境造成一定伤害。

传统的化疗药物配置采用人工配置，在流程跟踪上不够健全，也无法量化。据了解，普通的生物安全柜并不能完全消除药品在人工配置过程中存在的安全隐患，给医务人员带来一定伤害。此外，由于人工配置在精确度上的局限性，使化疗药品在配置及发放过程中对患者也存在潜在危险。

为了保护医护人员及患者的安全，进一步提高疗效，解放军第302医院专门引进了化疗药品全自动配液机器人。该设备分为药品配置区、装卸区、空气处理区、废物处理区及电子舱。记者在现场看到，在化疗药品配制过程中，操作人员从传递窗口将药品放入药品架，药品在密封状态下进入生物安全柜；配置区内的机械臂能完成人工配液流程中的所有操作；配制好的药品通过药品检测系统的测试，并配有是否合格的标识，药品配置过程中产生的医疗废弃物自动投入到废物箱，保证了安全处理。

根据专家介绍："配液机器人是在一个全封闭的状态下进行(工作)的，它对毒性药品进行的一个配置，(采取)自动的、封闭式的、一个净化的状况下进行配置，达到一个安全的、净化的目的。"

该设备对患者和医务人员提供安全保护的同时，有效提高了化疗药品配置的精确度，精确率达到98%以上。实现了化疗药品配置过程中患者、药物的正确性，计量和配置方法及时间的精确性，进一步提高了治疗效果。同时，该设备也同样适用于普通静脉注射液体的配制。

活动五 总结与拓展

本活动将进行2课时,可通过三步完成,第一步总结常见职业暴露的基本知识,第二步总结常见职业暴露的预防及处理措施,第三步进行同类任务拓展练习实施关键技能强化,具体工作步骤及要求见表4-5-1。

表4-5-1 具体工作步骤及要求

序号	工作步骤	要求	课时	备注
1	总结常见职业暴露的基本知识	能快速准确收集整理资料,并在规定的时间完成老师所给与的任务	0.5	
2	总结常见职业暴露的预防及处理措施	能准确全面总结常见职业暴露的预防及处理措施	0.5	
3	进行同类任务拓展练习实施关键技能强化	通过同类任务拓展练习实施关键技能强化	1	

一、总结常见职业暴露的基本知识

1. 常见职业暴露有________、________、________、________。

2、针对血源性职业暴露,预防医疗用品有________________________________。

3. 常见的锐器伤有________________________________。

4. 化疗药物给药时应如何防护________________________________。

5. 汞泄露原因有________________________________。

二、总结常见职业暴露的预防及处理措施

1. 发生针刺伤应该如何处理？

2. 化疗药物不小心飞溅到眼内，应该如何处理？

3. 汞泄露，应该如何处理？

4. 以小组为单位，根据不同的职业暴露因素，画一张健康宣教海报。

三、进行同类任务拓展练习实施关键技能强化

小文,男,27 岁,在肿瘤科工作,某日在配化疗药物时,因瓶内压力过大,不慎将药物飞溅到面部和眼睛内。

请思考:

1. 如何处理化疗药物暴露?

2. 在配制化疗药物时,应该采取哪些预防措施?

四、评价

表 4-5-2　评价

班级			组别		姓名		
项次	项目要求		配分	评分细则	自评得分	小组评价	教师评价
1. 素养（40 分）	纪律情况（15 分）	按时到岗，不早退	5	违反规定，每次扣 5 分			
		积极思考回答问题	5	根据上课统计情况 1 ~5 分			
		三有一无（有本、笔、书，无手机）	5	违反规定每项扣 3 分			
		执行教师命令	0	此为否定项，违规酌情扣 10 ~ 100 分，违反校规按校规处理			
	职业道德（10 分）	能与他人合作	3	不符合要求不得分			
		主动帮助同学	3	能主动帮助同学得 3 分 被动得 1 分			
		追求完美	4	对工作精益求精且效果明显得 4 分 对工作认真得 3 分 其余不得分			
	5S（10 分）	桌面、地面整洁	5	自己的工位桌面、地面整洁无杂物，得 5 分 不合格不得分			
		物品定置管理	5	按定置要求放置得 5 分 其余不得分			
	快速阅读能力（5 分）		5	能快速准确明确任务要求并清晰表达得 5 分 能主动沟通在指导后达标得 3 分 其余不得分			

续表 4-5-2

<table>
<tr><td>班级</td><td colspan="2"></td><td>组别</td><td></td><td colspan="2">姓名</td><td></td></tr>
<tr><td>项次</td><td colspan="2">项目要求</td><td>配分</td><td>评分细则</td><td>自评得分</td><td>小组评价</td><td>教师评价</td></tr>
<tr><td rowspan="4">2. 职业能力(40 分)</td><td>总结常见职业暴露的基本知(5 分)</td><td>规定的时间完成老师所给与的全部任务</td><td>5</td><td>能全部掌握得 5 分
部分掌握得 1 ~ 3 分
不清楚不得分</td><td></td><td></td><td></td></tr>
<tr><td>总结常见职业暴露的预防及处理措施(5 分)</td><td>在规定的时间完成老师所给与的全部任务</td><td>5</td><td>能全部掌握得 5 分
部分掌握得 1 ~ 3 分
不清楚不得分</td><td></td><td></td><td></td></tr>
<tr><td rowspan="2">同类任务拓展练习(30 分)</td><td>学生以小组为单位进行分组,按制作好的方案实施</td><td>15</td><td>能良好实施 15 分
部分实施得 5 ~ 10 分
不实施不得分</td><td></td><td></td><td></td></tr>
<tr><td>学生展示实施成果并讲解操作要点、注意事项</td><td>15</td><td>能完全展示得 15 分
部分展示得 5 ~ 10 分
不展示不得分</td><td></td><td></td><td></td></tr>
<tr><td rowspan="4">3. 工作页完成情况(20 分)</td><td rowspan="4">按时完成工作页</td><td>及时提交</td><td>5</td><td>按时提交 5 分,迟交不得分</td><td></td><td></td><td></td></tr>
<tr><td>内容完成程度</td><td>5</td><td>按完成情况分别得 1 ~ 5 分</td><td></td><td></td><td></td></tr>
<tr><td>回答准确率</td><td>5</td><td>视准确率情况分别得 1 ~ 5 分</td><td></td><td></td><td></td></tr>
<tr><td>有独到的见解</td><td>5</td><td>视见解程度分别得 1 ~ 5 分</td><td></td><td></td><td></td></tr>
<tr><td colspan="5">总分</td><td></td><td></td><td></td></tr>
<tr><td colspan="5">加权平均(自评 20%,小组评价 30%,教师评价 50%)</td><td colspan="3"></td></tr>
<tr><td colspan="4">教师签字:</td><td colspan="4">组长签字:</td></tr>
<tr><td colspan="8">请你根据以上打分情况,对本任务当中的工作和学习状态进行总体评述(从素养的自我提升方面、职业能力的提升方面进行评述,分析自己的不足之处,描述对不足之处的改进措施)</td></tr>
<tr><td colspan="8">教师指导意见:</td></tr>
</table>